ETHIEK
IN DE KLINIEK

Opgedragen aan
Professor em. Dr. M. Renaer

J. Vermylen (voorzitter), C. Aubry, J. Craenen, W. Daenen,
H. Delooz, Th. D'Hooghe, J. Godderis, J. Goffin, J. Menten,
H. Nys, P. Schotsmans, B. Spitz, W. Van de Voorde,
C. Van Geet, M. Verschueren

ETHIEK
IN DE KLINIEK

25 JAAR
ADVIEZEN
VAN DE COMMISSIE VOOR MEDISCHE ETHIEK,
FACULTEIT GENEESKUNDE,
K.U.Leuven

J. Vermylen & P. Schotsmans (Red.)

Universitaire
Pers
Leuven

ISBN 90 5867 032 5
D/2000/1869/28
Vormgeving: Wim Platteborze

VOORWOORD VAN DE RECTOR

In de opdrachtsverklaring van de K.U.Leuven kan men lezen dat de zorg voor de gezondheid op bijzondere wijze, en met respect voor de menselijke waardigheid, wordt gerealiseerd in de universitaire ziekenhuizen. De ontwikkeling van medische technologieën plaatst artsen, verpleegkundigen en verantwoordelijke beleidsmensen voor soms moeilijke ethische dilemma's. Het is dan ook niet zonder reden dat reeds in 1975 – lang vooraleer er daaromtrent wettelijke richtlijnen zijn gekomen – een commissie voor medische ethiek binnen de Faculteit Geneeskunde en de Universitaire Ziekenhuizen werd opgericht. Eens te meer nam de K.U.Leuven een pioniersrol bij de ethische begeleiding van medische hulpverleners op zich. In elk geval werd concreet gestalte gegeven aan een andere opdracht van de K.U.Leuven: «vanuit haar christelijke visie op mens en maatschappij, bezint zij zich, in een vrij en open klimaat... over de axiologische, ethische, en religieuze problemen die gesteld worden door de evolutie van wetenschap en technologie...».

Uit de annalen blijkt dat mijn voorganger, P. De Somer, persoonlijk betrokken was bij de oprichting van deze commissie. In de moeilijke periode van de discussie over de ethische integratie van moderne voortplantingstechnieken is R. Dillemans de Leuvense inspanningen om een ethisch verantwoorde praktijk uit te bouwen, bij de hoogste kerkelijke autoriteiten gaan toelichten. Het is nu mijn beurt als rector van de K.U.Leuven om alle steun te betuigen voor de inspanningen om tot een diepgaande ethische bezinning te komen binnen de Faculteit Geneeskunde en de Universitaire Ziekenhuizen.

«Het is steeds weer de taak van een Katholieke Universiteit om waarden en waarheden met elkaar te verzoenen»: dit waren de woorden van Rector De Somer bij het bezoek in 1985 van Paus Johannes Paulus II aan de K.U.Leuven. Het boek «Ethiek in de kliniek» is een duidelijk voorbeeld van het ter harte nemen van die taak. Artsen met grote medische deskundigheid zoeken naar een verheldering van de waarden die hen bezielen; geïnspireerd door de christelijke geloofstraditie proberen ze samen met alle andere zorgverleners in het ziekenhuis een christelijk-ethische instellingscultuur verder uit te bouwen. Dit is een werk van vallen en opstaan, een continuë uitdaging, wat blijkt als men de 25 jaar adviezen van de commissie voor medische ethiek doorbladert.

Het is uiteraard een werk dat nog niet af is en steeds weer opnieuw dient te worden hernomen in het licht van nieuwe gegevens en inzichten. Ik ben de leden van de commissie voor medische ethiek van de Faculteit Geneeskunde dan ook bijzonder dankbaar: zij hebben de ethische waakvlam brandend gehouden. Ik reken er dan ook op dat dit werk verder wordt gezet en zal er met alle mogelijkheden die ter mijner beschikking staan, de volle steun aan verlenen.

Professor Dr. A. Oosterlinck
Rector K.U.Leuven

VOORWOORD VAN DE DECAAN

Een Faculteit Geneeskunde moet niet enkel uitblinken in de ontwikkeling van nieuwe kennis en kunde in de medische wetenschappen, zij moet ook die ontwikkelingen op hun waarde beoordelen door te reflecteren over de gevolgen van hun toepassing voor de patiënt en de maatschappij. Deze reflectie behoort onder meer tot de opdracht van een universitaire commissie voor medische ethiek.

Op dit ogenblik wordt op vele plaatsen de functie van een commissie voor medische ethiek nog steeds verengd tot het beoordelen van protocols van experimenten op gezonde mensen en patiënten. Na de stichting van de commissie voor medische ethiek in Leuven in 1975, bleek vrij vlug dat het combineren van protocolbeoordeling met de reflectie over nieuwe ontwikkelingen een te zware opdracht werd voor één enkele commissie. Daarom werd ze al vrij snel gesplitst in een zogenaamde toetsingscommissie (voor protocols van experimenten op mensen) en een begeleidingscommissie, voor ethische problemen die zich dagelijks kunnen stellen bij het uitoefenen van de geneeskunde of die rijzen bij de invoering van nieuwe technologieën. «Ethiek in de kliniek» verzamelt een aantal adviezen uit de voorbije 25 jaar van de begeleidingscommissie van de Faculteit Geneeskunde van de K.U.Leuven.

Die adviezen zijn niet in het luchtledige ontstaan. De behandelde vraagstukken werden dikwijls aangebracht door artsen in de Universitaire Ziekenhuizen. De commissie, die zeer multidisciplinair is samengesteld (naast artsen van zeer uiteenlopende disciplines, een ethicus, een jurist en sinds enkele jaren twee verpleegkundigen), zal dan eerst zo volledig mogelijke wetenschappelijke informatie over het besproken probleem inwinnen, door het beluisteren van een of meer experts terzake. Pas wanneer alle feiten op tafel liggen, begint het ethisch overleg (het afwegen van waarden en onwaarden). Uiteindelijk wordt het advies geformuleerd en wordt het met de betrokkenen besproken. Het Bureau van de Faculteit wordt maandelijks geïnformeerd over de activiteiten van de commissie, die ongeveer jaarlijks ook worden voorgelegd aan de Academische Fractie van de Faculteit.

Het zal weinigen verwonderen dat de nieuwe voortplantingstechnologieën regelmatig bij de commissie ter sprake zijn gekomen. Ook het preleveren van organen voor transplantatiedoeleinden, eerst bij hersendode patiënten, meer recent bij levende donoren, heeft verscheidene adviezen uitgelokt. Een van deze adviezen lag aan de basis van de nu geldende transplantatiewetgeving in ons land. Wat misschien het meest opvalt, is de grote bekommernis, al vanaf 1985, voor de problemen rond het levenseinde, met bijzondere aandacht voor het vermijden van therapeutische verbetenheid en een zorgvuldige communicatie terzake. Recent werd gecontroleerde sedatie bij terminale patiënten met refractaire symptomen grondig bestudeerd. De arts-patiëntrelatie als samenwerkingsrelatie werd sterk beklemtoond, alsook de concrete invulling van het respect voor het medisch beroepsgeheim.

De commissie voor medische ethiek heeft, door talrijke problemen scherp te formuleren, het denken van vele leden van de Faculteit beïnvloed. Wij hopen dat dit boek «Ethiek in de kliniek» ook voor vele anderen inspirerend kan zijn.

Prof.Dr. J. Janssens
Decaan

INHOUD

DE LEUVENSE COMMISSIE VOOR MEDISCHE ETHIEK: EEN INLEIDING

Commissies voor medische ethiek zijn een relatief recent verschijnsel. De oudste commissies in ons land dateren van rond het begin van de jaren '70. De ervaringen van hen die met deze commissies voor medische ethiek in aanraking komen, zijn dus nog niet zo oud en daarom soms ook erg uiteenlopend. Ze zijn getekend door de kenmerken van de moderne samenleving, waarin met vallen en opstaan gezocht wordt naar enige consensus inzake ethisch verantwoord handelen in de geneeskunde. Daarom hebben we het plan opgevat de adviezen te bundelen van de Leuvense commissie voor medische ethiek, die nu 25 jaar bestaat. In de mate van het mogelijke behouden we de teksten, zoals ze door de jaren zijn gegroeid. Waar nodig werd de Nederlandse taal wat meer recht gedaan.

Met deze inleiding willen we eerst enige verheldering brengen omtrent de werking van dit novum in de medische wereld, de zgn. commissies voor medische ethiek. We baseren ons hierbij uiteraard op de in Leuven gegroeide ervaring, maar we zullen niet nalaten deze ontwikkeling in een breder nationaal en internationaal kader te plaatsen.

Typologie van commissies voor medische ethiek en de werkwijze van de Leuvense commissie voor medische ethiek 1

Commissies voor medische ethiek kunnen we opdelen in twee grote groepen. Wanneer het gaat over de ethische evaluatie van onderzoeksprotocollen voor medische experimenten met mensen, dan spreken we van een toetsingscommissie. Volgens recente gegevens van de Orde van Geneesheren en het Raadgevend

Comité voor de Bio-ethiek bestaan er in ons land 193 van dergelijke commissies (december 1999). Daarnaast bestaan er ook nog de zgn. begeleidingscommissies: die houden zich meer bezig met de ethische problemen binnen de medische praxis in het algemeen en de kliniek in het bijzonder.

Commissies voor medische ethiek hebben in België pas vanaf 1984 een institutioneel karakter gekregen: de Orde van Geneesheren heeft toen richtlijnen verstrekt omtrent de samenstelling en de werking van dergelijke commissies. In 1992 volgde een tweede, aangepaste richtlijn van de Orde waarbij ook de zgn. bezinningscommissies – hier verder begeleidingscommissies genoemd – werden erkend.

Op 12 augustus 1994 volgde dan het Koninklijk Besluit dat het K.B. van 23 oktober 1964 wijzigt op het vlak van de normen die door de ziekenhuizen en hun diensten moeten worden nageleefd. Dat Koninklijk Besluit bepaalt dat elk ziekenhuis moet beschikken over een plaatselijk ethisch Comité van het ziekenhuis en geeft richtlijnen omtrent de samenstelling en de werking. Het K.B. bepaalt verder dat de toetsings-, begeleidings- en consultatietaken gezamenlijk (dus binnen één en dezelfde commissie) uitgeoefend moeten worden.

Verschillende ziekenhuizen hebben deze functies verdeeld over op zijn minst twee commissies. Dat geldt ook voor de Universitaire Ziekenhuizen en de Faculteit Geneeskunde van de K.U.Leuven.

1.1 Toetsingscommissies

Deze commissies richten zich uitsluitend en alleen op één aspect van het medisch handelen, nl. experimenten met mensen. Het object en de taak van toetsingscommissies zijn beperkt en goed afgelijnd. Hun werkwijze is internationaal ongeveer gelijklopend. Het betreft vooral farmacologische experimenten, dikwijls met stoffen in ontwikkeling. Daarbij krijgen het belang en de veiligheid van de proefpersoon of de patiënt altijd absolute voorrang. De Nationale Raad van de Orde van Geneesheren heeft een bredere controle voorzien door de aanwezigheid te eisen van tenminste één lid dat geen enkele tak van de geneeskunde beoefent en tenminste één lid dat onafhankelijk is van de betrokken instelling. Aan de K.U.Leuven wordt deze Commissie voorgezeten door professor P. De Schepper. Ze behandelt per jaar meer dan 250 aanvragen. Alle projecten die ter financiering aan het Fonds voor Wetenschappelijk Onderzoek worden voorgelegd en die onderzoek met proefpersonen impliceren, worden eveneens door deze toetsingscommissie onderzocht.

De ethische opdracht van deze toetsingscommissies bestaat vooral in het onderzoek van de wijze hoe de proefpersoon (gezonde persoon of patiënt) geïnformeerd wordt en of hij/zij vrijwillig toestemming verleent. Verder wordt ook nagegaan of het welzijn van de proefpersonen niet wordt geschaad. Ten slotte zijn er een aantal meer juridische zaken, zoals de bescherming van de privacy van de proefpersonen en de verzekering tegen schadelijke gevolgen van dit experiment.

In deze publicatie zullen we geen aandacht besteden aan het werk van de toetsingscommissies, wat echter niet betekent dat het niet belangrijk is. Een degelijke toetsing van onderzoeksprotocollen voor medische experimenten is een belangrijke opdracht voor de ethische begeleiding van het medisch onderzoek.

Begeleidingscommissies 1.2

Niet enkel op farmacologisch en op experimenteel vlak, maar ook in de dagelijkse uitoefening van de geneeskunde is er een ware omwenteling gaande. Voortdurend worden nieuwe therapeutische mogelijkheden aangeboden. Denken wij maar even aan de transplantatie van organen, aan de voortplantingstechnologie, de menselijke erfelijkheid, de moderne reanimatietechnieken die kunnen ontsporen in therapeutische verbetenheid, e.d. De geneeskunde wordt ook voortdurend geconfronteerd met nieuwe problemen, zoals de AIDS-epidemie of de gewijzigde omkadering van het sterven. Ook omtrent deze ontwikkelingen wenst de ziekenhuisarts reflectie en advies. Hij wenst de nieuwe problemen of technieken kritisch te ontleden, te onderzoeken waartoe ze kunnen leiden, en ze zo bij te sturen dat er het minste kwaad en de grootst mogelijke menselijkheid uit voortkomen.

Dit vormt de basis voor een ethisch bezinningsproces. Hiervoor is zeker plaats aan een medische faculteit en in een universitair ziekenhuis, die als specifieke opdracht hebben de laatste medische ontwikkelingen aan een kritisch onderzoek te onderwerpen. Met deze bedoeling is een tweede commissie voor medische ethiek opgericht, de zgn. begeleidingscommissie.

Problemen worden aangebracht door individuele ziekenhuisartsen, door het Bureau van de Faculteit of via de Medische Raad. De eerste taak van de commissie bestaat erin te komen tot een zo rationeel en omvattend mogelijke medische uitklaring van het gestelde probleem. Het is de gewoonte geworden hierbij experten ad hoc uit te nodigen die met kennis van zake het te bespreken probleem kunnen situeren in zijn context. Deze experten zijn er echter op uitnodiging, d.w.z. dat ze een probleem situeren en een informerende taak hebben. Als dat werk gedaan is, begint het waardenverhelderingsproces. Via een ethische analyse komt men tot de uitklaring van de verschillende waarden en onwaarden die in het geding zijn. Er wordt gezocht hoe de medische ontwikkeling kan leiden tot een maximum aan menselijk welzijn. Hier gebeurt tegelijk het waarachtige ethische werk, m.n. de toets aan het meest menselijk wenselijke.

Volgens hun levensbeschouwelijke achtergrond kunnen de wegen van commissies voor medische ethiek hier grondig verschillen. Zij die de nadruk leggen op de autonomie en het zelfbeschikkingsrecht van de mens, zullen een andere ethische analyse maken dan zij die streven naar de realisering van een waarachtige arts-patiëntrelatie als samenwerkingsrelatie. Verder is de erkenning van het menselijke in zijn totaliteit (de bevordering van de menselijke persoon in al zijn dimensies en relaties) een andere invalshoek dan het zoeken naar wie het recht krijgt een beslissing te nemen.

De Leuvense Commissie heeft steeds volgende waarden centraal gesteld:

- de arts-patiëntrelatie als samenwerkingsrelatie;
- de bevordering van de menselijke persoon (arts, patiënt, alle betrokkenen in het medisch handelen) in al zijn dimensies en relaties;
- de erkenning van de uniciteit van elke patiënt en elke hulpverlener;
- de erkenning van de volwaardige intersubjectiviteit van de hulpverleningsrelatie;
- de erkenning van een diepgaande maatschappelijke solidariteit;
- de christelijke inspiratie die motiveert tot een ethisch geladen radicaliteit.

In het licht hiervan worden de medische ontwikkelingen ethisch benaderd vanuit een omvattend kader van menswaardigheid. De arts-patiëntrelatie wordt tenvolle beleden als een waarachtige vertrouwensrelatie.

Een laatste stap bij het ethisch bezinningsproces is de opstelling van een ethisch advies ten behoeve van de aanvrager. Het gaat hierbij uitdrukkelijk om een advies, dat de individuele arts noch zijn vrijheid, noch zijn verantwoordelijkheid ontneemt. De aanvrager wordt bij het hele proces betrokken, zodat die het gevoel heeft zelf bijgedragen te hebben aan het advies, en vertrouwd is met de motivering van het advies.

Meestal komt de commissie tot een consensus. Nu en dan dienden een meerderheids- en een minderheidsadvies geformuleerd te worden, wanneer er binnen de commissie na discussie onenigheid bleef bestaan omtrent de rangorde van waarden. Op regelmatige tijdstippen worden deze adviezen ook voorgesteld aan het Bureau van de Faculteit Geneeskunde en aan de Academische Fractie. Soms worden ze ook voorgelegd aan de Medische Raad.

2 De historiek van de Leuvense commissie voor medische ethiek

De commissie voor medische ethiek van de Faculteit Geneeskunde aan de K.U.Leuven kwam voor het eerst samen op 4 februari 1975. M. Renaer was voorzitter en hij werd bijgestaan door H. Van de Voorde, J. Tyberghein, J. Peers en door het enige vrouwelijke lid, M. Casteels-Van Daele. Deze vergadering werd georganiseerd als vervolg op een besluit binnen het Bureau van de Faculteit Geneeskunde (15 januari 1975) om een commissie voor medische ethiek op te richten.

De eerste samenkomst leidde tot een overzicht van de verschillende problemen die in een dergelijke commissie aan bod zouden moeten komen. Om letterlijk te citeren:

«steriliserende ingrepen, kunstmatige inseminatie en zwangerschapsafbrekingen, criteria in verband met opname en ontslaan in de reanimatie en de intensieve zorgen (monitoring), problemen i.v.m. donoren voor orgaantransplantaties (daarmee samenhangend vaststellen van cerebrale dood en speciale criteria voor de toepassing bij kinderen), criteria omtrent toelating tot autopsie, antwoord op vraag van politie naar redenen tot interventie van dienst 900, houding van het diensthoofd t.o.v. kindermishandeling, vanaf welk ogenblik is de supervisie in een dienst effectief verzekerd?, normen waarbinnen klinische proeven (research) worden uitgevoerd op patiënten door middel van ingrepen, farmaca en dgl. (in hoeverre mag worden geëxperimenteerd?), hoe het tekort van kritische evaluatie in de medische zorgenverstrekking verhelpen? (noodzaak van medical audit, feedback, verwaarlozing van de mogelijkheid tot intercollegiaal overleg). In dit verband dient ook het kwantiteitsprobleem van het aantal te behandelen patiënten onder de loep genomen, problemen in verband met de samenwerking en de coördinatie der verschillende diensten in de universitaire ziekenhuizen, problemen i.v.m. psychiatrie: open of gesloten afdelingen? in welke mate gelden de rechten van de gezonde maatschappij tegenover de zieken, rekening houdend met de huidige trend van uitsluitend «open» afdelingen...»

De bevoegdheid van de commissie werd als volgt omschreven:

«deze commissie zal rapporteren aan het Bureau van de Faculteit Geneeskunde en tevens aan de Ziekenhuisraad als overkoepelend orgaan van de Medische Raden. Ten behoeve van de efficiëntie van haar werking wordt geoordeeld dat het voor de commissie mogelijk moet zijn aangaande medisch-ethische problemen haar standpunt te bepalen en indien noodzakelijk, duidelijk opties te nemen en voorstellen of suggesties van oplossing te formuleren ter voorkoming van fouten en/of ter evaluatie van de klinische activiteiten. Deze commissie neemt zich tevens voor geen adviezen te formuleren zonder het standpunt van de betrokkenen te hebben gehoord. Als praktisch objectief wordt ernaar gestreefd binnen maximum twee jaar een soort handboek van ethische regels voor het medisch handelen op te stellen.»

Als eerste onderwerpen werden uitgekozen: kunstmatige inseminatie, opname en ontslaan van patiënten op de reanimatieafdeling en de intensieve zorgen, én de criteria in verband met het vaststellen van cerebrale dood.

Uit de eerste verslagen blijkt dat de toenmalige kerkelijke overheid er bij de Faculteit Geneeskunde op aandrong om ook een moralist bij de besprekingen te betrekken. Men aanvaardde deze suggestie, hoewel het nog niet een volledige integratie werd: het voorstel was het advies van de moralist(en) in te winnen na én onafhankelijk van de bespreking in de commissie zelf.

Dit veranderde in 1980, nadat J. Ghoos benoemd werd tot professor medische ethiek. De toenmalige decaan, P. De Moor, en de groepsvoorzitter biomedische wetenschappen, R. Borghgraef, stonden gunstig tegenover een volledige integratie van de ethische deskundigheid. Vooral R. Borghgraef heeft bijgedragen tot deze nieuwe ontwikkeling: hij had de bekommernis dat de faculteit en de daarmee verbonden ziekenhuizen zich zowel medisch-wetenschappelijk als christelijk-humaan duidelijk maatschappelijk zouden profileren binnen de medische evolutie en binnen het filosofisch pluralisme.

Op 5 mei 1980 verscheen de verklaring van de Romeinse Congregatie voor de Geloofsleer over levenseinde en euthanasie. Ondanks het stroeve taalgebruik werd dit document door de professoren geneeskunde als zeer progressief ervaren, progressiever dan de toen geldende medische deontologie. Samen met H. Delooz werd een «International Symposium on Critical Care Medicine» georganiseerd (9 oktober 1982). Dit symposium besteedde ook uitvoerig aandacht aan de ethische begeleiding bij het starten en staken van kritische zorgen.

R. Casteels heeft – na zijn verkiezing tot decaan – formeel de commissie voor medische ethiek opgericht met M. Renaer als voorzitter en als vaste leden: Mevrouw M. Van Daele-Casteels en de professoren B.J. De Clercq, H. Delooz, J. Ghoos, R. Kerremans, P. Lauwers, P. Michielsen, E. Pillen en H. Van de Voorde.

Na het emeritaat van de professoren Renaer en Ghoos (1984) werd de commissie grondig vernieuwd: J. Vermylen werd de nieuwe voorzitter; A. Van Assche, M. Waer, P. Rutgeerts en K. Vandenberghe† werden als artsen aan de commissie toegevoegd; P. Schotsmans en B.J. De Clercq functioneerden als ethici; H. Nys werd de expert in medisch recht; E. Eggermont was als titularis van het vak Medische Plichtenleer de opvolger van M. Renaer, die zelf ook nog lid bleef van de commissie. Mgr. G. Maertens werd na het beëindigen van zijn mandaat als rector aan de KULAK ook lid van de commissie, terwijl B.J. De Clercq niet langer meer lid bleef. Vanaf dan werd het de gewoonte om bij de wisseling van het decanaat het ontslag van de commissie aan het Bureau van de Faculteit aan te bieden.

Op dit ogenblik is de samenstelling als volgt: J. Vermylen (voorzitter, diensthoofd bloedings- en vaatziekten), J. Craenen (huisarts), W. Daenen (chirurg), H. Delooz (urgentie-arts), Th. D'Hooghe (infertiliteitsdeskundige), J. Godderis (psychiater), J. Goffin (neurochirurg), J. Menten (radiotherapeut), B. Spitz (verloskundige), W. Van de Voorde (gerechtelijke geneeskunde), C. Van Geet (kinderarts) en de verpleegkundigen C. Aubry en M. Verschueren. P. Schotsmans fungeert als ethicus en H. Nys als deskundige in medisch recht. De administratief secretaris van de Faculteit Geneeskunde, J. Knapen, heeft vanaf 1984 steeds de zittingen bijgewoond en ook de verslaggeving verzorgd.

DEEL I

ADVIEZEN EN STANDPUNTEN
VAN DE COMMISSIE VOOR MEDISCHE ETHIEK
INZAKE HET BEGINNENDE LEVEN

Zwangerschapsafbreking

In-Vitrofertilisatie en Embryo-Transfer (IVF-ET)

Kunstmatige Inseminatie met Semen van een Donor (K.I.D.)

Pre-ïmplantatie Genetische Diagnostiek (PIGD)

STANDPUNTEN EN ADVIEZEN OMTRENT DE WETSVOORSTELLEN EN -ONTWERPEN INZAKE ZWANGERSCHAPSAFBREKING (1989-1990) A

Inleiding

Het debat omtrent de legalisering van zwangerschapsafbreking heeft uiteraard de Leuvense commissie voor medische ethiek niet onberoerd gelaten. Verschillende leden van de commissie werden gevraagd als expert te getuigen in de parlementaire commissies. De commissie heeft ook het politieke debat van nabij gevolgd. In het kader hiervan werd binnen het Centrum voor Biomedische Ethiek en Recht een ethisch standpunt uitgewerkt en besproken in de commissie voor medische ethiek. Op een bepaald ogenblik heeft de commissie ook meegewerkt aan een standpunt van de Faculteit Geneeskunde, dat als ingezonden bijdrage in verschillende kranten werd gepubliceerd. Ten slotte werd nog een brief aan de leden van de Kamer en Senaat gestuurd om te wijzen op enkele belangrijke tekortkomingen in het wetsontwerp.

Het recht van de zwakkeren (1988) 1

Met het indienen van het wetsvoorstel Lallemand-Herman-Michielsens en het daaropvolgende voorstel van verklaring tot herziening van de grondwet vanwege Wauthy werd in ons land opnieuw het debat actueel omtrent een mogelijke legalisering van zwangerschapsafbreking. Verschillende politieke partijen en groepen hebben gemeend hun standpunt bekend te moeten maken. Het is eigen aan een pluralistische samenleving dat verschillende opvattingen en opties worden voorgesteld en verdedigd. Vanuit deze achtergrond heeft de Raad van Bestuur van het Centrum voor Biomedische Ethiek van de K.U.Leuven gemeend te moeten bijdragen tot de verheldering van de morele kwesties die hier in het geding zijn.

1.1 *De achtergrond van het debat*

De uiteenlopende opvattingen die omtrent zwangerschapsafbreking verdedigd worden, de verschillende opties en de onderscheiden wettelijke oplossingen zijn even zovele uitingen van een pluralistische maatschappij. Men heeft wel eens gedacht dat, indien abstractie gemaakt wordt van de verschillende levensbeschouwelijke opties, er maar één ethiek of moraal zou zijn. Doch dit is een illusie gebleken. Dat betekent evenwel niet dat elke redenering over het voor en tegen van legalisering nutteloos zou zijn. Dergelijke overwegingen kunnen inderdaad het inzicht bevorderen van elkeen die bij het debat betrokken is.

Wij menen dat de hiernavolgende beschouwingen, zelfs indien ze ten dele ontleend zijn aan een christelijke visie op mens en samenleving, ook niet-gelovigen aanspreken. Een open, pluralistische samenleving heeft nood aan bepaalde ethische vooropstellingen en een consensus over een aantal minimum-condities van menswaardigheid. De kern van het debat heeft te maken met het respect voor de medemens; men kan geen democraat zijn zonder respect voor de medemens.

De fundamentele vraag die ons hier bezig houdt, is inderdaad: welke verplichtingen hebben wij en heeft de gemeenschap tegenover het ongeboren menselijk leven? Om dit probleem te benaderen, gaan wij best uit van de noodzakelijke eerbied voor de menselijke persoon, beschouwd in al zijn dimensies en relaties. In onze cultuur zal wel iedereen akkoord gaan dat de grootst mogelijke waarde toegekend moet worden aan menselijke personen, zoals dit o.m. blijkt uit de afschaffing van de doodstraf in de meeste democratische Westerse landen. Dankzij de evolutie van onze beschaving worden dan ook aan de menselijke persoon een aantal rechten toegekend, waaronder één zeer belangrijk is en de voorwaarde vormt voor alle andere rechten: het recht op leven (Universele Verklaring van de Rechten van de Mens, art. 3).

De waarde die wij aan een pasgeborene toekennen, berust op het feit dat het hier gaat om een mens, enig en origineel in zijn verwevenheid van kenmerken en dimensies. Aan een pasgeborene en aan een foetus die over veertien dagen geboren zal worden, kan geen fundamenteel verschil in waarde toegekend worden. Er is dan ook geen reden om aan te nemen dat, omdat de levenskansen van de foetus geringer zijn vóór het tijdstip waarop hij levensvatbaar wordt dan erna, de menselijke waarde die eraan moet worden toegekend worden, geringer zou zijn. Aldus kunnen we teruggaan tot en met de bevruchting. Op welke gronden zouden we aan een bepaald stadium in de ontwikkeling van een vrucht een bepaalde relatieve morele waarde kunnen toekennen? Derhalve moet het menselijk leven beschermd worden van bij de conceptie.

Het gaat hier om de ethische eis erkend en opgenomen te worden door de anderen en door de gemeenschap om zelf uiteindelijk als menselijke persoon te gelden. Het menselijk leven is een gegeven waarover in een democratische samenleving anderen niet willekeurig kunnen beschikken, maar dat om erkenning en bevordering vraagt. Als deze fundamentele ethische waarde niet wordt erkend en bv. een egocentrisch begrip van welzijn centraal wordt gesteld, dan wordt de samenleving zelf ondermijnd. Want dan beslist de sterkere over het lot van de zwakke en hulpbehoevende: hij legt aan de mindere zijn visie op omtrent menswaardigheid en kwaliteit van leven.

1.2 *Een juiste rangorde van waarden*

De optie om aan de oproep tot menswaardig leven gevolg te geven legt onvermijdelijk beperkingen op. Deze optie gaat immers niet samen met een te ver doorgedreven egocentrisme dat in onze dagen te zeer het eigen profijt, vooral op korte termijn, nastreeft. Menswaardige zelfontplooiing in harmonie met de medemens en de wereld wordt echter onmogelijk, indien onze wegwerpcultuur ook het verwerpen van de medemens in wording aanvaardt. De ethische norm om voor ieder leven menswaardigheid na te streven zal dus de op zichzelf gerichte mens nu en dan aan zijn beperkingen herinneren.

De oproep tot menswaardigheid brengt niet alleen beperkingen met zich mee, maar moedigt ook aan om menswaardige alternatieven te bedenken voor de situaties waarvan de onvolmaaktheid de ethische aanpak zal bepalen. Deze alternatieven zijn:

- opvoeding tot verantwoordelijkheid voor de eigen persoon en voor anderen, waarin de seksuele opvoeding geïntegreerd wordt;
- effectieve hulp in verband met gezinsplanning;
- in het kader van de noodzakelijke eerbied voor de anderen: verantwoorde informatie en hulp in verband met anticonceptie ten einde zoveel mogelijk ongewenste zwangerschappen te voorkomen;
- effectieve hulp aan vrouwen die zich vanwege een ongewenste zwangerschap in een moeilijke situatie bevinden;
- het psychologisch meer aanvaardbaar maken en juridisch vergemakkelijken van adoptie.

Hier moet onmiddellijk aan toegevoegd worden dat het nastreven van deze alternatieven het best ondersteund zal worden door de dissuasieve of ontradende invloed van een restrictieve wetgeving.

Uit het voorgaande zal intussen duidelijk geworden zijn dat in de discussies over zwangerschapsafbreking de aandacht te dikwijls unilateraal gericht wordt op de kwaliteit van het leven van de moeder of van de ouders, terwijl men zich onvoldoende de tol realiseert die daarvoor betaald wordt: het wegruimen van een mens in wording.

Wetgeving en zwangerschapsafbreking 1.3

Juridische en ethische normen vallen niet zonder meer samen. Ethische normen willen gevoelig maken voor waarden die de mens tot grotere humanisering voeren of wijzen onwaarden af die hem daarvan afhouden. Juridische normen hebben als functie ordening te brengen in de samenleving; zij bedoelen het harmonisch samenleven van burgers met verschillende opvattingen en/of onderling tegenstrijdige belangen.

Het pluralisme van een samenleving mag echter niet ingeroepen worden om wettelijke steun te geven aan de principiële erkenning van zwangerschapsafbreking. Het gaat om het recht op leven en ontplooiing van een persoon in wording, een uiterst zwak wezen. Juist de rechten van zwakkeren moeten door juridische normen tegen de sterkeren worden beschermd.

De legalisering van zwangerschapsafbreking – zoals deze nu in het wetsvoorstel wordt voorgesteld – is een miskenning van het recht op humanisering voor het menselijke leven in wording. Dit ethisch recht zou in het positief recht (in zijn betekenis van uitgevaardigde wet) uitgedrukt moeten blijven. Naar ons oordeel en na ruim beraad wordt dit nog het best gegarandeerd door een restrictieve wetgeving. Het zal steeds een kwestie van wijsheid en deskundigheid van de rechter blijven de gevallen van ethische onmacht te vertalen in juridische straffeloosheid of strafvermindering. Sommigen brengen hiertegen in dat velen een tolerante houding aannemen en verdedigen tegenover zwangerschapsafbreking. Het beginsel 'les faits créent le droit' kan echter moeilijk worden verdedigd. Ook inbreuken tegen de rechtvaardigheid zijn frequent en toch vraagt niemand de legalisering ervan. De grote vraag is: wat voor samenleving willen wij? Wat ons betreft is het antwoord: een samenleving waar ieder, ook de zwakke en ook de mens in wording, geëerbiedigd wordt.

Men heeft gemeend het argument van de rechtsonzekerheid, vooral die van de arts, opnieuw te moeten benadrukken in het debat. We willen hierbij wijzen op enkele – naar ons voordeel nogal eens vergeten of verzwegen – dimensies van deze problematiek. Vooreerst is die onzekerheid van een andere orde dan de ondertekenaars van het wetsvoorstel willen doen voorkomen. Het gaat veeleer om een onzekerheid bij het toepassen van de wet door de procureurs en de rechters in België. Dat wijst niet op een onzekerheid in rechte, maar wel op een uiteenlopende wetstoepassing. Verder blijft de vraag open of met het bedoelde wetsvoorstel de nagestreefde rechtszekerheid wél zal worden bereikt. Naar ons oordeel is dat slechts zo als de rechtvaardigingsgrond voor de zwangerschapsafbreking zeer ruim zou worden geïnterpreteerd; de wijze van formulering in het wetsvoorstel wijst daar trouwens op. Door de mogelijkheid van die ruime interpretatie wordt o.i. echter een zeer grote stap gezet in de richting van een algemene depenalisering, die wij in ieder geval willen vermijden.

1.4 *Besluit*

Het debat over de legalisering van de zwangerschapsafbreking is fundamenteel een debat over het type van beschaving dat we nastreven. We staan dan ook voor de keuze: ofwel misvormen we het geweten van een volk; ofwel kiezen we voor een beschaving waarin het respect voor de andere persoon in al zijn dimensies en levensstadia aanwezig is en er dus een solidaire verantwoordelijkheid heerst. Naar ons oordeel loopt de liberaliserende optie ook het gevaar zich op termijn uit te breiden tot haar logische corollaria, namelijk actieve euthanasie, onthouding van zorgen aan sommige gehandicapte pasgeborenen en verminderde solidariteit met gehandicapten. Daarom zijn we van mening dat een goedkeuring van het wetsvoorstel Lallemand-Herman-Michielsens een diepe bedreiging inhoudt voor een democratische samenleving. Je kunt immers geen democraat zijn zonder een fundamenteel respect op te brengen voor de medemens, ook de mens in wording.

Standpunt van de Faculteit Geneeskunde inzake het wetsvoorstel (1989) 2

De Faculteit Geneeskunde van de K.U.Leuven beschouwt het als een fundamentele plicht stelling te nemen tegen het wetsvoorstel Herman-Michielsens-Truffaut, dat erop gericht is abortus volledig te liberaliseren tijdens de eerste drie maanden van de zwangerschap.

De goedkeuring van dat wetsvoorstel door het parlement zou een verregaande permissiviteit op gebied van abortus in ons land tot gevolg hebben. In de brede motivering van het wetsvoorstel wordt trouwens angstvallig verzwegen dat abortus in wezen niets anders is dan het doden van nieuw menselijk leven.

Het wetsvoorstel impliceert dat geneesheren hun talenten niet alleen gebruiken om zieken te helpen en het leven te beschermen, maar ook om iemand het leven te ontnemen. Dat is voor artsen met een oprecht christelijke of humanistische levensbeschouwing totaal onaanvaardbaar.

De Faculteit Geneeskunde doet dan ook een dringende oproep tot alle parlementsleden die een menswaardige samenleving willen behouden, om de goedkeuring van dit wetsvoorstel met alle mogelijke wettelijke middelen te bestrijden.

3 Brief aan de parlementsleden (1990)

Eerder al heeft de Faculteit Geneeskunde, ook via de pers, stelling genomen tegen de verregaande liberalisering van abortus tijdens de eerste drie maanden van de zwangerschap, zoals die door het wetsontwerp Herman-Michielsens-Truffaut wordt beoogd.

De commissie voor medische ethiek van de Faculteit wil van haar kant nog een ander belangrijk bezwaar tegen dat wetsontwerp naar voren brengen. Het wetsontwerp laat namelijk ook toe tot zwangerschapsafbreking over te gaan, wanneer de foetus aan een uiterst zware kwaal lijdt die op het ogenblik van de diagnose als ongeneeslijk wordt beschouwd, zonder dat er enige tijds- of levensvatbaarheidsgrens wordt gesteld. Hierdoor wordt het mogelijk gemaakt tot onmiddellijk vóór de bevalling een gehandicapte foetus te doden. Aangezien het strafwetboek «kindermoord» omschrijft als doodslag gepleegd op een kind bij de geboorte of dadelijk erna, zou de gehandicapte foetus iedere rechtsbescherming ontberen. Daarom laten de meeste andere Europese landen zwangerschapsafbreking wegens een ernstige foetale afwijking slechts de eerste 24 weken van de zwangerschap toe of beschouwen ze een levensvatbare foetus opzettelijk het leven ontnemen als «kindermoord».

De commissie kan zich niet voorstellen dat een meerderheid van de Belgische senatoren en volksvertegenwoordigers haar goedkeuring zou willen hechten aan een bepaling waarvan de draagwijdte is, dat het doden van een gehandicapte foetus, zonder strenge beperking, tijdens de gehele duur van de zwangerschap mogelijk wordt.

Bij het zoeken naar het meest menselijke moeten waarden en onwaarden zorgvuldig tegenover elkaar worden afgewogen. De commissie brengt begrip op voor het dilemma, gesteld door een foetale afwijking. Indien bepaalde strekkingen binnen onze pluralistische samenleving toch een wet op zwangerschapsafbreking willen goedkeuren, vraagt zij echter met aandrang onze wetgeving niet ruimer te maken dan degene die al van toepassing is in andere landen. Ze verwijst in dit verband o.a. naar de mogelijkheid om binnen het kader van het huidige wetsontwerp tot juist vóór de spontane geboorte tot zwangerschapsafbreking te kunnen overgaan met de bedoeling dat de foetus niet zou overleven; ze verwijst ook naar het overbodig achten van het oordeel van een onafhankelijke medische deskundige omtrent ernst en ongeneeslijkheid van de kwaal.

De commissie zelf blijft het ethisch standpunt onverminderd voorstaan dat het ongeboren leven een intrinsieke waarde heeft die in essentie noch door leeftijd noch door medisch vaststelbare kenmerken of afwijkingen wordt beperkt.

B ADVIEZEN OMTRENT IN-VITROFERTILISATIE EN EMBRYO-IMPLANTATIE (IVF-EI)

Inleiding

De mogelijkheid om via buitenbaarmoederlijke bevruchting het probleem van onvruchtbaarheid medisch te behandelen, bestaat slechts sinds 1978, toen Louise Brown werd geboren. De Leuvense commissie voor medische ethiek heeft de ontwikkelingen inzake voortplantingstechnologie op de voet gevolgd en ook steeds ethisch proberen te begeleiden. Het eerste advies was in voorbereiding vanaf 1980 en werd voltooid in 1984. Dit advies geeft een duidelijke illustratie van een sterke dialoog met de Leuvense medische deskundigen. In het volgende advies merken we al de ontwikkeling van een welbepaald ethisch raamkader, wat maakt dat het advies sterker terugvalt op een ethische theorievorming.

In 1987 volgde dan de kerkelijke veroordeling van de techniek van in-vitrofertilisatie (Donum Vitae). Deze veroordeling kwam als een schok. Haast onmiddellijk werd hierop een antwoord geformuleerd door de rectoren van de katholieke universiteiten van Leuven en Nijmegen. Dit antwoord werd voorbereid binnen de commissie voor medische ethiek.

De techniek van IVF-EI maakte gebruik van nieuwe mogelijkheden, zoals het invriezen van overtallige menselijke embryo's. De commissie heeft deze stap nauwkeurig voorbereid en met een ethisch advies omkaderd (1989).

Deze adviezen blijven nog steeds van kracht en functioneren als raamkader voor het Leuvens Universitair Fertiliteitscentrum. De concrete toepassing ervan gebeurt via een zgn. commissie Ad Hoc, die regelmatig samenkomt en de medische praktijk inzake voortplantingstechnologie zorgvuldig juridisch en ethisch begeleidt.

Op dit ogenblik beraadt de commissie zich over de toepassing van embryo- en eiceldonatie, weer een nieuwe ontwikkeling inzake de voortplantingstechnologie. Dat advies is echter nog in voorbereiding.

Het eerste advies omtrent IVF-EI (1984) 1

Biologische gegevens 1.1

In het natuurlijke reproductieproces leiden 100 bevruchte eicellen tot ongeveer 35 leefbare kinderen; bij IVF-EI bereiken de beste teams (Steptoe & Edwards) ongeveer 20 leefbare kinderen op 100 bevruchte eicellen. Bij deze cijfers moeten evenwel volgende opmerkingen gemaakt worden:

- ze zijn approximatief en kunnen niet rechtstreeks geverifieerd worden;
- de populaties (de groepen vrouwen of patiënten) zijn niet dezelfde wanneer men het heeft enerzijds over het natuurlijke reproductieproces en anderzijds over vrouwen waarbij bedoeld wordt een IVF-EI uit te voeren. Bij vrouwen waarbij IVF-EI gepland wordt, gaat het om patiënten waarbij de vooruitzichten om een zwangerschap uit te dragen, minder goed zijn dan in een "normale" populatie.

Niettemin mogen we aannemen dat het verlies aan embryo's bij IVF-EI gewoonlijk hoger ligt dan bij de natuurlijke reproductie, daar bij de meeste teams de resultaten van Steptoe & Edwards niet bereikt worden. Wat de groep aan de K.U.Leuven betreft, geeft Prof. Brosens (op 3 mei 1984) volgend vooruitzicht: bij 190 behandelde patiënten werden 98 embryo-transfers uitgevoerd die geleid hebben tot 14 zwangerschappen; hiervan zijn er 4 op een miskraam uitgelopen. Bij de laatste reeks van 28 patiënten werden 6 zwangerschappen verkregen.

Congenitale anomalieën

Uit de beperkte beschikbare gegevens blijkt er geen toename van congenitale afwijkingen op te treden in vergelijking met het natuurlijke reproductieproces. Een toename van zware congenitale afwijkingen lijkt weinig waarschijnlijk, daar ook bij de natuurlijke reproductie de meeste zware congenitale anomalieën tot een spontane miskraam leiden tijdens de eerste 12 weken van de zwangerschap. Om een exact overzicht van de congenitale afwijkingen te verkrijgen zou er een internationaal register moeten komen waarin het verloop van alle IVF-EI-zwangerschappen wordt opgenomen.

R. Pijnenborg, een medewerker van Prof. Brosens, heeft het Internationaal Colloquium van Helsinki bijgewoond in juni 1984. Op dat colloquium werden de resultaten meegedeeld van 58 centra – verspreid over de wereld – die zich met IVF-EI bezighouden. Volgens de gegevens in Helsinki werden er in juni 1984 minstens 590 baby's geboren via IVF-EI. Het aantal zware congenitale anomalieën was niet groter dan in de natuurlijke reproductie. Circa 50% van de geboren kinderen waren van het mannelijk, en 50% van het vrouwelijk geslacht. Benevens de 590 kinderen die geboren werden, waren er 316 miskramen geweest. Er waren ook 19 ectopische zwangerschappen te vermelden. Hieruit kan dus afgeleid worden dat er op 590+316+19 =925 "klinische" zwangerschappen er 335 miskramen waren. Het aantal miskramen is dus nog duidelijk hoger dan in de natuurlijke reproductie, waar het aantal miskramen van de orde is van 12 à 15 op 100 zwangerschappen.

In verband met het opsporen van eventuele zware congenitale anomalieën moet nog vermeld worden dat er in de meeste centra na IVF-EI geen amnionpunctie uitgevoerd wordt, onder meer omdat een amnionpunctie (voor een cytrogenetische of biochemische studie op de inhoud van het amnionvocht) een risico op miskraam inhoudt van 1 à 2 %. Wel worden er tijdens de zwangerschappen via IVF-EI regelmatig echografieën uitgevoerd.

Overtallige embryo's

Naar gelang van de gebruikte ovulatiestimulatiemethode kan men 1, 2, of zelfs tot 9 follikels verkrijgen. Daar het momenteel nog niet mogelijk is uit te maken welke eicellen – na aspiratie van deze follikels – het best voor bevruchting in aanmerking komen, beproeft men alle vrijgemaakte eicellen te bevruchten. In de meeste centra slaagt deze kunstmatige bevruchting maar bij een deel van die eicellen.

In de meeste centra wordt er de voorkeur aan gegeven twee of drie embryo's in te planten, omdat een groter aantal ingeplante embryo's een hogere kans op miskraam of op meervoudige zwangerschap tot gevolg heeft. Indien er meer embryo's voorhanden zijn, stelt zich het probleem wat er met deze overtallige embryo's moet gebeuren.

Prof. Brosens acht het verkieslijk dat deze embryo's zouden worden ingevroren om de volgende redenen:

- invriezing maakt het mogelijk embryo's in de baarmoederholte te brengen na een niet gestimuleerde ovulatie; dat vermindert waarschijnlijk de kans op een miskraam;
- ook wordt het mogelijk om zo embryo's te laten 'adopteren', bv. door een vrouw die wel een baarmoeder maar geen eierstokken heeft. Hierbij moeten we opmerken dat enerzijds het invriezen van embryo's zich nog in een experimenteel stadium bevindt, en dat er anderzijds nog geen regels vastgelegd zijn over het bewaren van dergelijke embryo's;

Prof. Brosens ziet momenteel geen mogelijkheid om het aantal bevruchte eicellen te beperken, zodat het aantal bevruchtingen voor het ogenblik nog schommelt tussen 40 en 70 à 80%.

1.2 *Ethische beoordeling*

Omschrijving van het probleem

De techniek van IVF-EI kan aanleiding geven tot diverse toepassingen. Daarom is het nodig nader te bepalen op welke toepassingen het hierna volgend advies van de commissie precies slaat.

De commissie neemt aan dat IVF-EI in de ziekenhuizen van de K.U.Leuven slechts zal toegepast worden:

- 1 binnen de relatie van een stabiel echtpaar dat met aandrang een kind verlangt en dat door de tot dusver aangewende methodes van infertiliteitsbehandeling niet geholpen kan worden;
- 2 dat voor IVF-EI eicellen van de vrouw gebruikt worden die bevrucht worden door sperma van de man.

Beoordeling

Wanneer IVF-EI gebeurt binnen het vermelde kader, verschilt IVF-EI niet wezenlijk van een bevruchting na homologe inseminatie. Door het veralgemeend gebruik van anticonceptie is de seksualiteit losgekoppeld van de voortplanting en, als we dit zo kunnen noemen, bevrijd tot een zelfstandige menselijke waarde. Kunstmatige inseminatie trekt dat verder door en verzelfstandigt de voortplanting door ze op haar beurt los te koppelen van de seksualiteit. Men doet het om 'onvruchtbare seksualiteit', d.w.z. het probleem van een echtpaar dat geen kinderen kan krijgen, technisch op te lossen. De bevruchting in vitro verschilt aldus niet wezenlijk van kunstmatige inseminatie.

Het verschil zit in het belangrijke feit dat men geen sperma maar bevruchte eicellen manipuleert. In 85% tot 90% van de gevallen mislukt bevruchting in vitro ergens in één van haar fasen. Ook na een natuurlijke bevruchting wordt het verloop van de embryonale of foetale ontwikkeling in 65% à 70% van de gevallen spontaan onderbroken. Tot dusver ligt het procent van de mislukkingen na IVF-EI, buiten de wil van de dokters en de biologen om, nog hoger dan in het natuurlijke voortplantingsproces. Om IVF-EI van ethisch standpunt uit te kunnen beoordelen moet voor alles de vraag beantwoord worden welke morele waarde wij willen toekennen aan een bevruchte eicel en aan de eerste stadia van de embryonale ontwikkeling. Bevruchting is niet zo maar een verdere stap in een ontwikkelingsproces dat al vroeger is begonnen: zij komt tot stand door een bewust *menselijk initiatief* en, normaal gezien, in een menselijke relatie: dit betekent een nieuw beginpunt. Op het zuiver biologische niveau ontstaat door bevruchting een nieuw "wezen" dat essentieel verschilt van de levende realiteit die voordien gegeven was. Wat zeer korte tijd na de bevruchting – en die is een noodzakelijke voorwaarde – begint, is "de expressie van het nieuwe genetische materiaal"; dat betekent een nieuw beginpunt.

Maar welke definitie geven we aan het "wezen" dat vanaf de bevruchting begint te groeien?

Hier staan we voor een oude en uitgebreide discussie. Voor zover deze discussie enig resultaat heeft opgeleverd, blijkt men te tenderen naar een groeiende eensgezindheid die zich als volgt laat samenvatten. Vanaf de eerste stadia van de celdeling bezit een bevruchte menselijke eicel de realiteit van een menselijk leven dat *kwalitatief* verschilt van wat voordien gegeven was. Indien een bevruchte eicel, en later de eerste stadia van de embryonale ontwikkeling, als het begin van een menselijk leven aanzien kunnen worden, dan moet dit beginnend menselijk leven met een grote eerbied bejegend en behandeld worden. Daarom kan IVF-EI slechts toelaatbaar geacht worden, indien bedoeld wordt bij de vrouw een zwangerschap te realiseren die – als alles verder goed verloopt – aan de ouders het verlangde

kind zal bezorgen. Daarom zijn experimenten op bevruchte eicellen en hun verdere ontwikkelingsstadia niet toegelaten.
Wel toelaatbaar lijkt het ons om gebruik te maken van de resultaten uit wetenschappelijke experimenten die werden uitgevoerd door andere groepen die tegen het ondernemen van dergelijke experimenten niet dezelfde ethische bezwaren hadden. Het zijn deze experimenten, die aangetoond hebben onder welke voorwaarden IVF-EI mogelijk is, en verder dat IVF-EI niet leidt tot een toename van zware congenitale anomalieën.
Bevruchting in vitro en embryo-implantatie kunnen we dus verantwoord achten in zover zij noodzakelijk en ook mogelijk zijn als technische "vervanging" voor de beginfase van een zwangerschap, d.w.z. als ze gebeurt met de bedoeling een embryo tot stand te brengen en opnieuw in te planten in de baarmoeder. Het feit dat een groot aantal embryo's voor en na de inplanting afsterft, hoeft geen onoverkomelijk moreel bezwaar te zijn. Maar er zijn wel grondige morele bezwaren tegen het kweken van proefbuisembryo's om andere redenen, bv. om er experimenten mee te verrichten.

1.3 *Conclusie in verband met IVF-EI*

Rekening houdend met het voorgaande, d.w.z. met de beschouwingen over de ethische aspecten, met de beschikbare biologische gegevens en met de toelichtingen door Prof. Brosens, formuleert de commissie volgende adviezen:

1 Gezien de essentiële waarde die de commissie hecht aan het menselijk leven in wording, wenst de commissie dat deze techniek onder optimale omstandigheden wordt uitgevoerd. In concreto stelt de commissie dat:
- de techniek enkel mag worden toegepast binnen de relatie van

een echtpaar dat stabiel is en dat normale vooruitzichten biedt voor een evenwichtige opvoeding van de kinderen;

- één persoon, die duidelijk bekend wordt gemaakt aan de patiënte, en die de effectieve leiding heeft van het IVF-EI-team, de verantwoordelijkheid dient te dragen voor het volledige programma;
- de psychologische opvang en begeleiding van de echtparen verzekerd moeten zijn;
- IVF-EI enkel aanvaardbaar is indien de nodige apparatuur en voldoende en gekwalificeerd personeel voorhanden zijn.

2 De commissie heeft ernstige bezwaren tegen een werkwijze die leidt tot overtallige embryo's: alles moet in het werk gesteld worden om overtallige embryo's te vermijden.

3 In geen geval mogen eventuele overtallige embryo's voor experimentele doeleinden worden aangewend, noch mag het voortbestaan van deze overtallige embryo's in de hand worden gewerkt.

4 De commissie wenst zich niet uit te spreken over de aanwending van reserve-embryo's, gezien er aan de K.U.Leuven op het ogenblik geen apparatuur beschikbaar is voor het bewaren van embryo's.

Het antwoord van de K.U.Leuven en de K.U.Nijmegen op Donum Vitae, de Instructie van de Congregatie voor de Geloofsleer over de Eerbied voor het Beginnend Menselijk Leven en de Waardigheid van de Voortplanting (11 maart 1987) 2

Sinds haar ontstaan heeft de K.U.Leuven een bijzondere zorg besteed aan de uitbouw van het wetenschappelijk onderzoek in christelijk perspectief. Tijdens het recente Pausbezoek aan België verklaarde P. De Somer, de toenmalige rector: "Een katholieke intellectueel bevindt zich altijd in het grensgebied tussen het bekende en het nog niet bekende... Actuele problemen en discussies over morele probleemstellingen i.v.m. het bevolkingsvraagstuk, contraceptie, bepaalde medische ingrepen, uiteenlopende theorieën over de interpretatie van bepaalde geloofspunten tonen aan hoe delicaat de opdracht is van een Katholieke Universiteit. Onophoudend moet ze trachten waarden en waarheden met elkaar te verzoenen". Ook het Katholieke Studiecentrum van de K.U.Nijmegen buigt zich regelmatig over deze vraagstukken in haar werkgroep "Biowetenschappen", die onlangs een cahier heeft uitgegeven over "Ingrijpen in de Menselijke Voortplanting". Het is in deze geest dat de Katholieke Universiteiten van Leuven en Nijmegen de recente instructie willen integreren in de uitbouw van hun onderzoek en hun dienstverlening aan de bevolking.

De K.U.Leuven en de K.U.Nijmegen zijn verheugd over het verschijnen van deze instructie. Lang voor dit verschijnen had de commissie voor medische ethiek van de Faculteit Geneeskunde (K.U.Leuven) de nieuwe technologische mogelijkheden inzake onvruchtbaarheidsbehandeling al aan een diepgaand onderzoek onderworpen. De commissie formuleerde terzake verscheidene adviezen voor de menswaardige toepassing van die technieken, waarvan er sommige zelfs teruggaan tot december 1975. Het is dan ook verheugend vast te stellen dat de waardenoriëntaties die door deze nieuwe instructie worden geformuleerd, overeenstemmen met de grondprincipes van het eigen ethisch denken over de biomedische evolutie.

Kernachtig geformuleerd komen ze neer op de volgende waardeprioriteiten:

1 De ambivalentie van de moderne technologie bestaat hierin dat zij niet alleen een aanzienlijke bijdrage levert tot de ontwikkeling van de menselijke mogelijkheden, maar tevens ook

het risico inhoudt van een diepgaande bedreiging van onze beschaving (p.5). Er bestaat inderdaad geen wetenschap zonder geweten (p. 7): de wetenschap is geen neutrale bedrijvigheid en het wetenschappelijk onderzoek is dat moreel gezien evenmin. Elk wetenschappelijk onderzoek is waardegebonden en dient dan ook in een interdisciplinair overleg ontwikkeld en gestuurd te worden. Daarom is het steeds weer de taak van een Katholieke Universiteit om waarden en waarheden met elkaar te verzoenen. De beide universiteiten menen hiertoe te hebben bijgedragen door een constante bespreekbaarheid van deze problemen mogelijk te maken in hun commissie voor medische ethiek, door de oprichting van het Centrum voor Biomedische Ethiek aan de K.U.Leuven en van de werkgroep "Biowetenschappen" binnen het Katholiek Studiecentrum te Nijmegen.

2 Een goede ethische analyse vertrekt vanuit een evenwichtige bezinning op de menselijke persoon. Deze bezinning heeft als meest omlijnde componenten van een ontologisch statuut naar voren gebracht: de historiciteit van de mens, waardoor hij telkens weer het nieuwe, het onbekende moet integreren in zijn waardesysteem; de relationele openheid op mens en wereld, wat ertoe leidt om het huwelijk te zien als een blijvende liefdes- en levensgemeenschap van man en vrouw op alle menselijke niveau's, waardoor er ook een fundamentele gerichtheid is op de vruchtbaarheid. Deze echtelijke vruchtbaarheid is niet alleen biologisch te duiden als het verwekken van kinderen, maar dient existentieel begrepen te worden als gezamenlijk engagement voor een wederzijdse bevordering als mens, voor de opvoeding van de kinderen, voor dienstbaarheid aan anderen ... In de concilieleer wordt de seksualiteit immers gesitueerd als expressie van de totaal bedoelde levens-

gemeenschap, waarvan het kind de vrucht is. Ouderschap mag daarom niet overwegend noch primair biologisch worden opgevat, maar dient verstaan te worden vanuit de totaliteit van de echtelijke relatie.

Vervolgens is er als grondkenmerk van de menselijke persoon de doorleefde lichamelijkheid (p.8): onze lichamelijkheid hebben we er inderdaad niet zomaar bij gekregen. Ze behoort volledig tot onze existentie. Daarom is wat technisch mogelijk is, nog niet per se een ethische, menselijk zinvolle mogelijkheid, ofwel omdat de mens niet in zijn totaliteit gezien wordt, ofwel omdat een menselijk wezen als een object wordt behandeld. En ten slotte is er de openheid op het transcendente: de spirituele of geestelijke dimensie van de menselijke persoon. Voor een christen komt dat neer op een diep geloof dat God de mens heeft geschapen naar zijn beeld en gelijkenis. De uitdaging van de biomedische wetenschappen mag dan grensoverschrijdend zijn, ze blijft nog altijd een nieuwe en boeiende episode in de wijze hoe de mens omgaat met de werkelijkheid waarin hij leeft. Vanuit een diepgaand scheppingsgeloof heeft de mens als cocreator Dei immers de mogelijkheid en de opdracht gekregen om de natuur en de dingen een naam te geven. De onvermijdelijke spanning tussen ontvankelijkheid enerzijds en de wil om te begrijpen, te ontdekken en te veroveren anderzijds zal dus altijd blijven bestaan. Technologische vernieuwingen kunnen dus nooit zomaar onder verdenking worden geplaatst: ze zijn een uitdrukking van onze menselijke bestaansconditie. De ethische keuze ligt dan ook elders: het komt er op neer om onder datgene wat de wetenschap en de technologie als mogelijkheden in zich dragen, te onderscheiden hoe ze tot meer menselijkheid kunnen worden geïntegreerd.

3 De instructie benadrukt ook nog ten volle het respect voor het

menselijk embryo (p.9; 19-20). De universiteiten van Leuven en Nijmegen kunnen deze stelling alleen maar toejuichen en bijtreden. Om letterlijk te citeren uit een advies van de commissie voor medische ethiek van de K.U.Leuven: "Bevruchting is niet zomaar een verdere stap in een ontwikkelingsproces dat al vroeger is begonnen; zij komt tot stand door een bewust menselijk initiatief... dit betekent een nieuw beginpunt. Op het zuiver biologisch niveau ontstaat door bevruchting een nieuw wezen dat essentieel verschilt van de levende realiteit die voordien gegeven was". Vanaf de bevruchting van een menselijke eicel door een menselijke zaadcel is er specifiek menselijk leven in wording en na enkele dagen is er individueel menselijk leven – al dan niet in de vorm van een eeneiïge tweeling in een continu ontwikkelingsproces, zonder breekpunten. Vanaf de bevruchting begint de dynamiek van het menswordingsproces en moet de kwaliteit van specifiek menselijk leven erkend worden. Daarom zijn experimenten op bevruchte eicellen of op de verdere ontwikkelingsstadia ethisch niet aanvaardbaar. De onverbrekelijke continuïteit in de ontwikkeling van het menselijk embryo en het respect voor de mens in zijn uniciteit zijn hierbij doorslaggevende argumenten.

4 De instructie legt verder de originaliteit van het doorgeven van het menselijk leven in het huwelijk (p.9). De waardigheid van het huwelijk is dus een moreel criterium ter integratie van de nieuwe vruchtbaarheidstechnieken. We wezen er al op hoe wij het huwelijk willen opvatten: in de lijn van de concilieleer van Gaudium et Spes en in de lijn van de beste christelijke traditie. Het huwelijk is een blijvende liefdes- en levensgemeenschap van man en vrouw. Seksualiteit vraagt een exclusieve toewijding van de partners aan elkaar. Toewijding in liefde aan

de ander vraagt om een inzet die de beminde persoon als uniek erkent en gelukkig wil maken, levenslang. Daarom vraagt liefde trouw en duurzaamheid. De eerbied voor de bevordering en de kwaliteit van nieuw mens-zijn brengt met zich mee dat de komst van een kind vanuit een edelmoedig 'ja' moet worden onderbouwd. In dit perpectief is een kritische houding nodig tegenover de groeiende, tegen het leven gerichte mentaliteit van diegenen die zo in de ban zijn van onze consumptiemaatschappij en alleen bezorgd om een voortdurende vermeerdering van materiële goederen, dat ze de geestelijke rijkdom van het nieuwe mensenleven niet meer begrijpen en het daarom afwijzen (Familiaris Consortio, nr. 30). De ontwikkelingen in de voortplantingstechnologie kunnen menswaardig worden geïntegreerd, als dat respect voor de kwaliteit van de relatie en het welzijn van het kind de ethische bakens zijn waarin deze integratie plaats heeft.

De universiteiten van Leuven en Nijmegen willen deze vier waardeoriëntaties uitdrukkelijk onderschrijven en tevens behouden bij de uitbouw van nieuw onderzoek over voortplanting en onvruchtbaarheidsbehandeling. Het is trouwens verheugend vast te stellen hoezeer deze vier waardeoriëntaties al vanaf het bestaan van de commissie voor medische ethiek binnen de faculteit Geneeskunde (K.U.Leuven) en de werkgroep Biowetenschappen (K.U.Nijmegen) aan de basis hebben gelegen van de ethische evaluatie ter zake.

Toch valt er ook een zekere divergentie te constateren. De wijze waarop deze waardeoriëntaties functioneren bij de zeer concrete beoordeling van de verschillende nieuwe technieken – zoals we ze vinden in deze instructie – geeft immers aanleiding tot tegengestelde conclusies. Hierbij willen de K.U.Leuven en de K.U.Nijmegen dan ook een viertal bedenkingen formuleren:

1 Vooreerst moeten ze de bewering betreuren dat het document het resultaat is van een uitvoerige consultatie. Naar hun weten zijn de K.U.Leuven en de K.U.Nijmegen nooit geconsulteerd, wat trouwens ook lijkt te gelden voor andere katholieke universiteiten waar men enigszins vertrouwd is met de toepassing van deze technieken. Daarom willen de K.U.Leuven en de K.U.Nijmegen uitdrukkelijk de uitnodiging ter hand nemen die aan het einde van de Instructie wordt geformuleerd: "de precieze normeringen zouden niet mogen verstaan worden als een poging om een verdergaande bezinning en reflectie onmogelijk te maken" (p. 39). Integendeel, de uitnodiging tot verdere dialoog ligt in deze instructie vervat. De K.U.Leuven en de K.U.Nijmegen durven te hopen dat de Congregatie voor de Geloofsleer initiatieven zou nemen om met haar eigen – en wat de K.U.Leuven betreft, trouwens één der oudste – onderzoekscentra een luisterbereide dialoog op gang te brengen.

2 Tevens zijn de verantwoordelijken van de K.U.Leuven en de K.U.Nijmegen van oordeel dat hun pogingen om de nieuwe voortplantingstechnologie te integreren in een menselijke context door deze instructie niet moeten worden gestaakt. Deze technologieën, zoals In-Vitrofertilisatie en Embryo-Transfer, kunnen we verantwoord achten in zoverre zij noodzakelijk en ook mogelijk zijn als technische "vervanging" voor de beginfase van een zwangerschap, d.w.z. als ze gebeurt met de bedoeling een embryo tot stand te brengen en opnieuw in te planten in de baarmoeder. Binnen de relatie van een echtpaar dat stabiel is en dat normale vooruitzichten biedt voor een evenwichtige opvoeding van de kinderen, biedt de mogelijkheid van deze techniek een valabel antwoord op de authentieke vraag van een onvruchtbaar echtpaar naar een kind als een gelaat van hun gelaat. Hier wordt duidelijk de tegen het leven gerichte mentaliteit doorbroken en met de inzet van

onze technische mogelijkheden ook menswaardig omgezet in een open en edelmoedig 'ja' voor het kind in het gezin.

3 De K.U.Leuven en de K.U.Nijmegen betreuren de dubbele morele methodologie die in de instructie als het ware een kloof heeft doen ontstaan tussen de formulering van de waarden aan de ene kant en de omschrijving van de preciese normen omtrent de toepassing van de nieuwe technieken aan de andere kant. De instructie plaatst het conciliaire denken, zoals verwoord in de Pastorale Constitutie over de Kerk in de Wereld van deze Tijd, naast een deductief natuurwetsdenken. De K.U.Leuven en de K.U.Nijmegen drukken de wens uit dat de Congregatie voor de Geloofsleer de moraaltheologische argumentatiemethode van de Pastorale Constitutie verder zou doordenken bij haar beoordeling van de vooruitgang in de medische technologie, d.w.z. onder het licht van het evangelie en van de menselijke ervaring (nr. 46).

4 De K.U.Leuven en de K.U.Nijmegen zijn zich ten slotte terdege bewust van de mensonwaardige toepassingen van deze technieken in onze wereld. Daarom durven zij verhopen dat een consequente en op menswaardigheid ingestelde bezinning de dialoog met de andersdenkenden zo zou kunnen laten verlopen dat we tenminste op maatschappelijk vlak de kans krijgen om als christenen mee te werken aan de uitbouw van een ethisch minimum. Een rigide hantering van precieze normen maakt deze dialoog onmogelijk. Wil de christelijke gemeenschap ook nog enige zeggingskracht hebben in onze geseculariseerde wereld, dan moet haar tenminste de vrijheid worden gegund om deze basisinspiratie bespreekbaar te maken voor de huidige samenleving. Zo zal een christelijk geïnspireerde ethiek nog het meest vruchtbaar zijn bij het evangeliseren van onze eigentijdse wereld.

Hernieuwd en bijgewerkt advies inzake In-Vitrofertilisatie en Embryo-Transfer (IVF-ET) - Maart 1989 3

De techniek van In-Vitrofertilisatie en Embryo-Transfer kan aanleiding geven tot diverse toepassingen. Daarom is het nodig nader te bepalen op welke toepassingen het volgende advies van de commissie precies slaat.

De commissie neemt aan dat IVF-ET in de ziekenhuizen van de K.U.Leuven slechts zal worden toegepast binnen de relatie van een stabiel echtpaar dat met aandrang een kind verlangt en over de nodige gaven beschikt voor de opvoeding ervan. IVF-ET zal als behandeling van infertiliteit slechts worden toegepast, indien de kans op een zwangerschap met andere behandelingsmethoden te klein wordt geacht. Bij de indicatiestelling van IVF-ET zal rekening gehouden worden met de maatschappelijke kostprijs en de belasting van het echtpaar. De toepassing van IVF-ET is bovendien enkel aanvaardbaar, indien de nodige apparatuur en voldoende en gekwalificeerd personeel voorhanden zijn.

Om IVF-ET van uit ethisch standpunt te beoordelen, moet ook de vraag beantwoord worden welke morele waarde wij bedoelen toe te kennen aan een bevruchte eicel en aan de stadia van de embryonale ontwikkeling. Het eerder uitgebrachte advies luidde terzake als volgt: “Bevruchting is niet zomaar een verdere stap in een ontwikkelingsproces dat vroeger al begonnen was. Zij komt tot stand door een bewust menselijk initiatief en, normaal gezien, in een menselijke relatie. Dat betekent een nieuw beginpunt. Op het zuiver biologisch niveau ontstaat door bevruchting een nieuw “wezen” dat essentieel verschilt van de levende realiteit die voordien gegeven was”.

Het bevruchtingsproces zelf kan biologisch omschreven worden als een “continuüm” vanaf het ogenblik dat er fysisch en chemisch contact is tussen zaadcel en eicel. Vanaf dat ogenblik ontstaat een kettingreactie die normalerwijze uiteindelijk leidt tot zelfstandig leven. Nog altijd worden we echter geconfronteerd met de vraag wanneer het nieuw menselijk leven begint.

Het behoort tot de techniek van de IVF-ET dat men, bij de klinische evaluatie of fertilisatie is ingetreden, de eerste 24 uur nagaat of het pronucleusstadium al dan niet aanwezig is. Gedurende verscheidene uren blijven de pronucleï immers als duidelijk onderscheiden kernen van zaadcel en eicel herkenbaar (12 tot 18 uur na het begin van het bevruchtingsproces). Na 24 uur treedt er syngamie op, d.w.z. dat de haploïde zaadcelkern en eicelkern tot een nieuwe diploïde kern versmelten. Sommigen zijn van oordeel dat nieuw menselijk leven pas hier ontstaat. Tevens is het zo dat volgens de huidige stand van de wetenschap de bevruchte eicel pas na acht dagen gebruik maakt van het geheel aan mogelijkheden, inclusief de expressie van het genoom afkomstig van de zaadcel. Ook wordt er door sommige betrokkenen veel aandacht besteed aan het ogenblik van de individuatie (rondom de veertiende dag).

De vraag wanneer nieuw menselijk leven begint, blijft dus belangrijk voor de ethische evaluatie van IVF-ET. De commissie is van oordeel dat de bevruchte eicel vanaf het begin recht heeft op specifiek respect.

In dit licht wil de commissie haar vroeger uitgebracht advies (1984) bevestigen en aanvullen. Met dit advies wil de commissie vooral twee aspecten van de IVF-ET onder de aandacht brengen: de noodzaak van een goede diagnose- en indicatiestelling (stabiel echtpaar met infertiliteitsproblemen) enerzijds en het respect voor het menselijk embryo anderzijds. Dat laatste is nodig daarin tegenstelling tot de toestand ten tijde van het eerder uitgebrachte advies – we nu steeds meer geconfronteerd blijken te worden met de problematiek van de overtallige embryo's.

De diagnose- en indicatiestelling 3.1

Een van de belangrijkste aspecten bij infertiliteitsbehandeling is een correcte diagnose van de oorzakelijke pathologie, en een weloverwogen indicatiestelling.

Vb: Oligospermie is duidelijk te differentiëren – ook t.o.v. de patiënt – van azoöspremie, en mag de arts niet bewegen tot onjuiste uitspraken of overhaaste beslissingen, die heel wat psychisch leed kunnen berokkenen.

Een weloverwogen indicatie voor infertiliteitsbehandeling impliceert o.a. ook dat het behandelend team zich ervan vergewist of de ouders in spe over de nodige motivering en gaven beschikken om een kind een normale verzorging en opvoeding te kunnen geven (analoge criteria worden allang gehanteerd bij adoptie).

Vb: Bij een ouderpaar – dat bekend staat wegens kindermishandeling – kunnen we bezwaarlijk aannemen dat er gerechtvaardigde kinderwens is, en kan er in geweten niet worden ingegaan op hun vraag of eis om In-Vitrofertilisatie toe te passen.

Uit de praktijk en uit literatuurgegevens blijkt dat sommige echtgenoten slechts onder druk van hun partner hun toelating geven. Een voorafgaandelijk gesprek van de arts met beide partners afzonderlijk zal dit delicaat probleem – althans voor sommige gevallen – kunnen opvangen.

Ethisch advies inzake het probleem van de overtallige embryo's 3.2

Rekening houdend met de toelichting van verscheidene deskundigen van de K.U.Leuven terzake en verwijzend naar haar vorige adviezen in deze aangelegenheden, kon de commissie volgende mogelijke werkwijzen onderkennen.

3.2.1 Mogelijke toepassingswijzen

3.2.1.1 IVF-ET niet meer toepassen: dit is het standpunt van de Romeinse Instructie "Donum Vitae", uitgegeven door de Congregatie voor de Geloofsleer (11 maart 1987).

3.2.1.2 Het invriezen van overtallige eicellen: dat is technisch nog niet voldoende uitgewerkt en lijkt op het ogenblik niet efficiënt. Een eventuele toepassing vooronderstelt een experimenteel stadium van het bevruchten van ontdooide eicellen, waardoor grote risico's (bv. zware congenitale anomalieën) worden gelopen en wat dus zou stuiten op bezwaren van medische en ethische aard.

3.2.1.3 Het beperken van het aantal eicellen dat bevrucht wordt: dat zou op twee manieren kunnen gebeuren.

3.2.1.3.1 Het oppikken van één of (zeldzaam) twee eicellen, die zich tijdens een normale cyclus spontaan ontwikkelen.

Tot hiertoe ging IVF-ET altijd gepaard met voorafgaande ovariële overstimulatie, zodanig dat er een grote kans bestond op het preleveren van verscheidene eicellen bij de laparoscopie. De echogeleide, transvaginale prelevatie is nu evenwel gemeengoed geworden. Ze is veel minder invasief en kan derhalve gemakkelijker frequent herhaald worden. Daarom gaan stemmen op om af te zien van de ovariële stimulatie bij vrouwen met een normale ovariële functie (Editoriaal Lancet, 1988, ii, 773-775). Het Editoriaal stelt dat de vermindering van de kostprijs en de stress door overstimulatie patiënten voor IVF in de natuurlijke cyclus zou kunnen doen opteren; het risico voor meerlingzwangerschappen zou uiteraard afnemen en patiënten zouden gemakkelijker bereid zijn meer pogingen te ondernemen. Het probleem van overtallige bevruchte eicellen stelt zich dan ook niet. Misschien is ook de relatieve slaagkans groter, doordat ook het baarmoederslijmvlies zich in een gunstige toestand bevindt voor transfer en implantatie.

Het niet voor bevruchting aanwenden van een deel van de gepreleveerde eicellen. 3.2.1.3.2

Deze keuze draagt echter het risico in zich dat men telkens enkele dagen of weken later bij minstens vier op vijf echtparen deze beslissing zal moeten betreuren, als geen bevruchting of geen zwangerschap is ingetreden.

Alle verkregen eicellen bevruchten en alle bevruchte eicellen inplanten: dit verhoogt gevoelig het risico op een meerling zwangerschap. 3.2.1.3.4

Het invriezen van overtallige bevruchte eicellen: dit stuit in hoofdzaak op ethische bezwaren. Medisch gezien zijn er op dit ogenblik wel geen aanwijzingen dat er een verhoogd risico op congenitale anomalieën zou bestaan. 3.2.1.3.5

Een ethische evaluatie van de onderscheiden opties 3.2.2

Het niet meer toepassen van In-Vitrofertilisatie 3.2.2.1

Op dit onderdeel van het – overigens positief gewaardeerde – standpunt van de Congregatie voor de Geloofsleer heeft de K.U.Leuven gereageerd door te stellen dat de pogingen om de nieuwe voortplantingstechnologie te integreren in een menselijke context niet moeten worden gestaakt. In-Vitrofertilisatie kunnen we verantwoord achten in zoverre zij noodzakelijk en ook mogelijk is als technische "vervanging" voor de beginfase van de zwangerschap, d.w.z. als ze gebeurt met de bedoeling een embryo tot stand te brengen en opnieuw in te planten in de baarmoeder. Binnen de relatie van een echtpaar dat stabiel is en dat normale vooruitzichten biedt voor een evenwichtige opvoeding van de kinderen, houdt de mogelijkheid van deze techniek een valabel antwoord in op de authentieke vraag van een onvruchtbaar echtpaar naar een kind. Alleszins wordt hier de tegen het leven gerichte mentaliteit doorbroken; de technologische mogelijkheden worden aangewend in een geest van openheid op het kind in het gezin.

De Congregatie spreekt terzake ook van een poging van de geneeskunde om het mysterie van het leven te domineren. Echtelijke onvruchtbaarheid wordt echter door de meeste echtparen beleefd als een onwaarde. De christelijke opdracht voor de mens bestaat erin de wereld minder onvolmaakt te maken. De christelijk geïnspireerde arts beoogt dan ook niet de bevruchting te domineren, maar alleen de omstandigheden zo te wijzigen dat de kans op het voltrekken van het geheim van de bevruchting reëel wordt. In die zin kunnen we deze techniek niet alleen therapeutisch maar ook ethisch verantwoord noemen.

Een ander voornaam punt van kritiek ten opzichte van IVF-ET vanuit de Congregatie voor de Geloofsleer is de dissociatie tussen de geslachtsdaad en de bevruchting. Wij bespreken hier evenwel precies het echtpaar dat deze dissociatie niet wenst, maar waar ze het gevolg is van een lichamelijke afwijking. Een fundamentele opdracht van de geneeskunde is precies lichamelijke afwijkingen op de vangen zodat het functioneren bevorderd wordt. Bij zulk echtpaar beoogt IVF-ET de bedoeling te verwezenlijken van vroegere geslachtsdaden, die ongewild niet tot bevruchting leidden. In dit licht kan IVF-ET zowel ethisch als medisch verantwoord genoemd worden.

De leden van de commissie durven te hopen dat het gesprek

tussen de Congregatie en de Faculteiten Geneeskunde van de Katholieke Universiteiten over dit en andere medisch-ethische problemen voort kan gaan.

Het invriezen van overtallige eicellen 3.2.2.2

Het nemen van grote medische risico's voor congenitale anomalieën bij het bevruchten van ontdooide eicellen is uiteraard ook ethisch moeilijk te verantwoorden. Het lijkt op dit ogenblik niet ethisch verantwoord om deze techniek, die een zeer gering succes heeft, toe te passen.

Het beperken van het aantal eicellen dat bevrucht wordt 3.2.2.3

De commissie is van oordeel dat dit het best tegemoet komt aan voormelde betrachting. Bij patiënten met onomkeerbaar geblokkeerde eileiders, doch met een normale ovariële functie en een echtgenoot met normaal sperma kan men overwegen tijdens een aantal cycli IVF-ET toe te passen zonder ovariële stimulatie. Hierdoor wordt het creëren van overtallige embryo's vermeden. De commissie wenst dat de verantwoordelijke gynaecologen deze recente ontwikkeling op de voet volgen en als een behandelingsoptie in overweging nemen.

Bij andere groepen patiënten waar de indicatie tot IVF-ET berust op mannelijke subfertiliteit, of infertiliteit van onbekende oorsprong (vermoedelijk meestal gestoorde spermapenetratie), of geassocieerd is met een subnormale ovariële functie, lijkt gecontroleerde ovariële stimulatie en een bevruchtingspoging op alle gepreleveerde eicellen echter wel wenselijk. De kans dat bij deze indicatie overtallige bevruchte eicellen ontstaan, is namelijk vrij gering.

Indien toch al eens meer dan drie bevruchte eicellen verkregen worden, meent de commissie dat drie of ten hoogste vier bevruchte eicellen bij de moeder mogen ingeplant worden en dat de overige ingevroren dienen te worden voor latere aanwending. Indien men alle bevruchte eicellen zou inplanten, kan hierdoor immers een aanzienlijk risico op een meerlingzwangerschap ontstaan. Dat komt noch onze ethische betrachting (respect voor het menselijk embryo), noch de gezondheid van de moeder ten goede. Het zal zeker de overlevingskansen van de foetussen, de prenatale ontwikkeling en de postnatale opvang van de kinderen bemoeilijken.

Het invriezen van eventuele overtallige bevruchte eicellen bespaart de patiënte een nieuwe, dure, stresserende ovariële overstimulatie. Strikt medisch gezien lijkt het niet aanwenden van de nu beschikbare invriestechnieken daarom onverantwoord. De vraag blijft echter of deze techniek ethisch te verantwoorden is.

3.2.3 Een ethiek van het onvolmaakte en het best mogelijke

Dit advies kan gekaderd worden in de noodzaak een keuze te maken tussen twee onvolmaakte situaties: echtelijke onvruchtbaarheid enerzijds, embryonale manipulatie anderzijds. De commissie wil hier bijzonder nadruk leggen op het eigen karakter van de geneeskunde, die vaak wordt geconfronteerd met delicate beslissingssituaties. Van de arts wordt meestal verwacht dat hij hierbij waarden en onwaarden (positieve en negatieve indicaties) zorgvuldig afweegt. De arts moet vaak in delicate situaties zijn verantwoordelijkheid nemen: niet altijd is hij in staat met zekerheid de afloop van zijn beslissingen te voorspellen.

In verband met IVF-ET betekent zoiets dat de verantwoordelijke geneesheer vanuit een grondhouding van respect voor het beginnend menselijk leven moet streven naar wat hij de meest menselijk mogelijke (P. Ricoeur) optie acht.

Het menselijk embryo is menselijk leven in ontwikkeling en

dient met het nodige respect te worden behandeld. Een bevruchte eicel in het pronucleusstadium is een embryo in wording en verdient daarom ook een specifiek respect.

Dat er bij de invriestechniek een bepaald percentage embryo's verloren gaat, is tot dusver biologisch onontkoombaar gebleken en stelt dus een ethisch probleem. Een voornaam ethisch criterium is hierbij echter de intentie van de daad, de fundamentele gezindheid van waaruit de handeling wordt gesteld. Men moet daarom alles in het werk stellen om een grondhouding van eerbiedig respect voor het menselijke leven aan te houden. Het tijdelijk invriezen mag dan ook enkel worden opgevat als een middel om de kans op ontwikkeling van het beginnend leven te verhogen.

Vanuit deze grondhouding dienen pronucleaire eicellen of embryo's te worden ingevroren in een ontwikkelingsstadium dat optimaal is voor overleving en een latere succesvolle inplanting. Volgens de huidige beschikbare gegevens voldoet het pronucleusstadium aan deze vereiste.

Wanneer een echtpaar zich zou verzetten tegen invriezen van eventuele overtallige embryo's en de inplanting daarvan in een latere cyclus, dan zal in ieder geval het aantal eicellen dat aangewend wordt bij een bevruchtingspoging beperkt worden tot drie per cyclus, welke ook de oorzaak van de infertiliteit moge zijn. Hieromtrent zijn voorafgaand duidelijke afspraken tussen het echtpaar en de verantwoordelijke geneesheer nodig.

Besluit 3.2.4

De commissie voor medische ethiek benadrukt het uitermate grote respect waarmee het menselijke leven in al zijn stadia moet worden omringd, ook in zijn allervroegste ontwikkeling. Elke behandeling van infertiliteit moet dan ook uitgaan van en steunen op dit respect. Binnen dit kader en rekening houdend met de stand van de wetenschap zoekt de commissie naar oplossingen die steunen op de christelijk-ethische principes, die wezenlijk kunnen bijdragen tot de ontplooiing van de patiënten, het echtpaar en het kind.

Tussen de verschillende mogelijkheden meent de commissie daarom dat het beperken van het risico op overtallige bevruchte eicellen het best tegemoet komt aan deze principes. Indien toch al eens overtallige eicellen ontstaan, dient men over te gaan tot het invriezen van de bevruchte eicellen, in een ontwikkelingsstadium dat optimaal is voor hun overleving en latere succesvolle inplanting. Volgens de huidige beschikbare gegevens voldoet het pronucleusstadium aan deze vereiste.

De commissie legt er de klemtoon op dat het hier een materie betreft die ten volle in evolutie is. Ze wenst dan ook de modaliteiten van dit advies op te volgen. Onder meer wenst zij geregeld op de hoogte te worden gehouden van het aantal tijdelijk ingevroren bevruchte eicellen en hun geplande aanwending alsook over de omstandigheden van hun bewaring.

ADVIEZEN OMTRENT KUNSTMATIGE INSEMINATIE MET DONORSPERMA (K.I.D.)

c

Inleiding

Voor de christelijk geïnspireerde ethiek vormt het gebruik van semen van een anonieme donor voor de behandeling van de mannelijke onvruchtbaarheid ongetwijfeld één van de hardnekkigste en moeilijkste problemen rond de moderne voortplantingstechnieken. Deze techniek wordt op dit ogenblik slechts in een zeer beperkt aantal gevallen gebruikt, omdat de Intracytoplasmatische Sperma-Injectie (ICSI) een alternatief biedt voor laag- en subfertiel sperma. Toch kunnen we niet voorbij aan enkele noodzakelijke indicaties.

Het eerste interimrapport van de commissie (al daterend uit 1975) is een haast moraaltheologisch document, met zéér verregaande standpunten. Het laatste advies is een verdeeld advies geworden: in de commissie kon geen eenstemmigheid bereikt worden over de ethische aanvaardbaarheid van deze methode.

De ethische moeilijkheid zit vooral op het vlak van de huwelijksethiek: wanneer we aannemen dat een zinvolle seksualiteitsbeleving optimaal wordt beleefd in een stabiele man-vrouwrelatie, dan is de indringing van een anonieme derde persoon niet zonder gewicht. Het vormt volgens vele moraaltheologen een inbreuk op de relationele ethiek van het huwelijk.

Moraaltheologen uit Leuven, zoals L. Janssens en J. Ghoos, hebben in deze materie een open en zeer tolerante visie verdedigd. Ze waren daarmee lange tijd de enigen binnen de katholieke moraaltheologie. Dit moet ongetwijfeld ook begrepen worden vanuit hun sterke betrokkenheid bij het interdisciplinair klinisch gebeuren in de universitaire ziekenhuizen. Het eerste advies inzake K.I.D. klinkt bijna als een historisch document, zij het wel met verregaande en vooruitstrevende ethische implicaties.

De klinische praktijk bracht echter ook scherper de risico's aan het licht, wat de meer genuanceerde houding in het voorlopig laatste advies van de commissie verklaart.

1 Eerste advies omtrent K.I.D.: het zgn. interimrapport (1975)

1.1 *Ethische aanvaardbaarheid van de K.I.D.*

1.1.1 De Openbaring biedt de gelovigen wel het perspectief van het Rijk Gods, maar geenszins pasklare modellen voor hun engagement in de geschiedenis. Vanuit deze overtuiging hebben, althans in de katholieke traditie, christenen voortdurend gezocht naar een redelijke verantwoording voor hun binnenwereldlijk handelen vanuit theologale bezieling. Aldus werd in de twaalfde eeuw de natuurwet – waarschijnlijk afkomstig uit de (heidense) Stoa – geïntroduceerd in de katholieke moraal en onder invloed van Sint-Thomas van Aquino (dertiende eeuw) geleidelijk, en vooral sedert de zestiende eeuw, aanvaard in de Rooms-Katholieke moraaltheologie. In tegenstelling met Thomas hebben latere moralisten in deze natuurwet onvoldoende de tijdsgebonden sociale, economische, biologische... contingente normen onderscheiden van haar algemeen geldende universele voorschriften. De eisen van fundamentele zedelijkheid vinden wij onder meer in de tien geboden: opgave tot erkenning van God, tot erkenning van de gemeenschap en het gezag, opgave tot menswaardige seksualiteitsbeleving, tot eerbied voor de medemens en tot zinvolle omgang met de stoffelijke wereld. Zij bestrijken zo het volledige domein van de menselijke relaties. De concrete uitwerking van deze fundamentele zedelijkheid evolueerde met de cultuur en de menselijke mogelijkheden. Een voorbeeld van dit gemis aan onderscheid is het eeuwenlang kerkelijk vasthouden aan het interestverbod, dat zinvol was in een feodale samenleving met de nadruk op grondbezit en bescherming vanwege de heer, maar met de opkomende handelsbetrekkingen geen adequate toepassing meer bood voor de fundamentele norm: de aardse stoffelijke goederen in hun menselijke en sociale betekenis te erkennen.

Vrij algemeen zijn gelovigen er thans van overtuigd dat zij moeten ondezoeken hoe de eisen van fundamentele zedelijkheid – die naar een experimenteel onderzoek van Kohlberg transcultureel aanwezig zijn – voor onze tijd in concrete normen vertaald kunnen worden voor het verantwoord gebruik van politieke, sociale, economische, medische,... macht en mogelijkheden. Tevens menen zij dat, in de kennis en beoordeling van menswaardigheid, waardevolle inzichten van de psychologie ingebracht moeten worden over affectiviteit, strevingsleven en de aliënerende invloed van frustraties. Daarbij verwachten zij van de gelovige moralist dat hij vooreerst zou beluisteren welke waarden in het pluriforme ethos van de samenleving beleefd worden en dat hij zich vervolgens kritisch zou opstellen tegenover dit vaak nieuwe waardepatroon: zowel door het afwijzen van sommige sociale waarden als een achteruitgang van menselijkheid als door het bevorderen van de integratie van waardevolle nieuwe bijdragen in traditionele zedelijke verworvenheden.

In dit zoeken naar concrete normen voor vaak nieuwe zedelijke problemen wordt de gelovige aangemoedigd door de leer van Vaticanum II over de relatieve autonomie der aardse werkelijkheden. Zedelijkheid is als menselijk fenomeen een binnenwereldlijke realiteit. Logischerwijze dienen christenen dan ook, samen met allen, die reëel om menswaardigheid bekommerd zijn, te zoeken naar de concrete eisen van zedelijkheid (autonomie). Als gelovigen trachten zij deze opdracht te situeren in het heilsperspectief. Heil verwijst zowel naar "geheel" als "helen". Heilsperspectief betekent dan ook: 1) dat de christen zijn dagelijkse arbeid situeert in het geheel van het zich in de geschiedenis voltrekkende Rijk Gods; en 2) dat de gelovige door genade en bekering zich laat helen van zondig eigenbelang en kortzichtig pragmatisme (relatieve autonomie).

1.1.2 Vanuit dit geschetste perspectief heeft de commissie voor medische ethiek gezocht naar de zedelijke accepteerbaarheid van K.I.D.

a Zij gaat hierbij uit van de leer van Vaticanum II: het huwelijk is een blijvende liefdes- en levensgemeenschap van man en vrouw op alle menselijke niveaus (geestelijk, strevingsleven, lichamelijk, affectief, in het gelovig-zijn) en is gericht op vruchtbaarheid. Echtelijke vruchtbaarheid is niet alleen biologisch te duiden als het verwekken van kinderen, maar moet existentieel worden begrepen als gezamenlijk engagement voor de wederzijdse bevordering als mens, voor de opvoeding van de kinderen, voor dienstbaarheid aan anderen... De lichamelijke seksualiteit wordt in de concilieleer gesitueerd als expressie van de totaal bedoelde liefdesgemeenschap, waarvan het kind de vrucht is. Volgens Mgr. Delhaye, die medeopsteller was van het bedoelde document, heeft het concilie het kind willen voorstellen als vrucht van de totale liefdesrelatie en gereageerd tegen de voorstelling dat het kind het gevolg zou zijn van een afzonderlijke biologische daad. Ouderschap mag dus niet overwegend noch primair biologisch worden opgevat, maar dient verstaan te worden vanuit de totaliteit van de echtelijke relatie.

b Het biologisch ouderschap is ongetwijfeld hierin een belangrijke menselijke waarde, maar duidelijk ondergeschikt aan het waardegeheel van de totale echtelijke en gezinsrelatie. Dit principe vindt al zijn toepassing in de katholieke leer over verantwoord ouderschap met geboorteregeling en in de principiële aanvaarding van adoptie. De leden van de commissie menen dat dat principe eveneens uitgebreid kan worden tot gevallen waarin K.I.D. niet alleen geen frustraties opwekt of voedt, maar tegelijk positief bijdraagt tot de kwaliteit van de echtelijke relatie: het noodgedwongen gemis aan biologisch vaderschap wordt gecompenseerd door de meer menselijke kwaliteit van de echtelijke- en gezinsrelatie. In dergelijke principiële aanvaarding dient feitelijk nog rekening te worden gehouden met bepaalde voorwaarden voor donor en echtpaar en met de omstandigheden waarin de K.I.D. praktisch wordt uitgevoerd. Deze voorwaarden worden na uitvoerige bespreking in de commissievergadering in dit verslag weergegeven.

De leden van de commissie voor medische ethiek zijn dus van mening dat, in de huidige stand van het onderzoek en op basis van gegevens over de toepassing van K.I.D. deze praxis, na inachtname van de besproken voorwaarden (die eenzijdig pragmatisme en menselijke faalbaarheid willen voorkomen), een verantwoorde hulp kan zijn aan de lijdende medemens.

Voorwaarden te stellen aan het echtpaar, de donor en de omstandigheden van uitvoering 1.2

De hierna vermelde voorwaarden dienen als zeer belangrijk en daardoor ook haast als determinerend beschouwd te worden, hoewel ze (tenminste 2 en 3) in confrontatie met de al bestaande praxis wellicht als streefdoelen zullen overkomen. Daarom zullen O. Steeno en H. Van den Berghe nagaan in welke mate en op welke wijze deze streefpunten voldoende gerealiseerd kunnen worden. Het resultaat van hun onderzoek zal in het eindrapport opgenomen worden.

1.2.1 Het echtpaar

Het onderzoek van het echtpaar verloopt wellicht nergens zo grondig en zo efficiënt als te Leuven, zulk voornamelijk dank zij een goed uitgebouwde multidisciplinaire aanpak. De nu gangbare handelwijze ter zake hoeft daardoor niet aan nieuwe voorwaarden onderworpen te worden.

De verantwoordelijkheid voor het psychiatrisch onderzoek berust bij P. Nijs. De betrokkenen krijgen een grondige voorlichting omtrent de mogelijke oplossingen voor hun probleem (kinderloosheid, adoptie, K.I.D.). Er wordt uitdrukkelijk gewezen op het delicate karakter van een eventuele K.I.D. Men gaat steeds na of zij geen verwikkelingen in het huwelijk kan teweegbrengen, en anderzijds in welke mate het huwelijksgeluk erdoor kan worden bevorderd. Wanneer de psychiater bij het onderzoek niet onbelangrijke moeilijkheden vaststelt, zal hij zijn finaal advies opschorten en de betrokkenen na een wachtperiode voor een nieuw onderhoud ontbieden. De mogelijkheid bestaat ook dat hij ze al gedurende een voldoende tijd heeft gevolgd en op grond van die ervaring stelt dat zij niet in aanmerking kunnen komen.

De specifeke medische screening wordt enerzijds door de gynaecologen en anderzijds door O. Steeno verrricht. De inseminatie zelf wordt uitgevoerd door O. Steeno.

1.2.2 De donor

De commissie is van oordeel dat, onverminderd de geldende criteria inzake donorselectie, de volgende voorwaarden als essentiële streefpunten moeten beschouwd worden:

a een genetische screening van de donor, inclusief een klinisch ondezoek. Dat veronderstelt uiteraard de nodige inschakeling van een geneticus;

b een psychologische evaluatie, waaruit een stabiele levenshouding en een positieve motivering vanwege de donor moeten blijken. Het wordt voorlopig in het midden gelaten hoe uitgebreid dit onderzoek hoeft te zijn en aan wie het best toevertrouwd wordt (psychiater of ervaren geneticus);

c een minimumleeftijd van 25 jaar;

d bij voorkeur zelf vader zijn.

Opmerkingen:

a Het inschakelen van een geneticus biedt meteen de mogelijkheid om de kwaliteit van de progenituur gunstig te beïnvloeden, zulks voornamelijk door het uitschakelen van bepaalde risico's.

b Hoewel de gehuwde staat van de donor een belangrijke bron van informatie kan zijn (psychologisch profiel: eventueel deels oplossing voor het erfelijkheidsprobleem), is dat evenwel niet als een conditio sine qua non te beschouwen. Ook het medeweten van de eventuele echtgenote is niet vereist. In sommige gevallen zou zulks enkel maar onnodige complicaties teweeg kunnen brengen.

Tot slot wenst de commissie te wijzen op de wenselijkheid van een actieve donorrecrutering. Bedoeld wordt dat personen, waarvan men meent dat zij bijzonder in aanmerking zouden kunnen komen om als donor te fungeren, daarvoor in vertrouwen aangesproken zouden worden.

De omstandigheden van uitvoering 1.2.3

De commissie acht het nuttig de K.I.D.-praxis fundamenteel in twee opdrachten uit te splitsen en deze aan twee onderscheiden verantwoordelijken toe te vertrouwen: enerzijds de arts tot wie men zich wendt voor K.I.D. en die ze eventueel uitvoert (sfeer van de receptor), anderzijds degene die de donorselectie doet (sfeer van de donor). Deze optie heeft logischerwijze het tot stand brengen van een spermabank tot gevolg. Onder de vele voordelen hieraan verbonden, vermelden we er enkele:

a volledige onmogelijkheid om enig verband te leggen tussen donor en receptor. De algemene garantie van privacy is trouwens essentieel in heel het gebeuren. Uit de gehele procedure zou het in geen enkel opzicht aan de buitenwereld mogen blijken dat men patiënt of donor is. De commissie is van oordeel dat al het nodige moet gedaan worden om de bestaande moeilijkheden in dit verband zoveel mogelijk uit te schakelen (cf. medisch dossier, wachtkamer, personeel, patiëntenadministratie en mutualiteit).
b Aldus wordt meteen een gezonder psychologisch klimaat geschapen (vb. de donor weet niet of zijn sperma gebruikt zal worden).
c Er kunnen tijdig voldoende donors geselecteerd worden, zodat de uitvoerende arts minder onder de druk van de omstandigheden zal komen te staan.
d Men kan de donors een genetisch onderzoek aanbieden, ook interessant voor henzelf.
e Met eenzelfde spermastaal kan men meermaals insemineren.

Op te merken valt dat een spermabank, buiten de onder a tot e genoemde voordelen, ook kan dienen voor het bewaren van sperma voor homologe inseminatie van patiënten die een cytotoxische of radiotherapeutische behandeling moeten ondergaan. Het invriezen van het sperma vermindert geenszins zijn genetische kwaliteit. Wel ligt de graad van efficiëntie iets lager dan bij vers sperma. Het is echter duidelijk dat dit bezwaarlijk als een nadeel beschouwd kan worden.

Besluit 1.3

Op voorwaarde dat de hoger vermelde voorwaarden in acht genomen worden, brengt de commissie voor medische ethiek een gunstig advies uit m.b.t. het verrichten van K.I.D. in de Academische Ziekenhuizen van de K.U.Leuven. Zij stelt meteen aan de Ziekenhuisraad voor zich akkoord te verklaren met het tot stand brengen van een spermabank.

Het tweede advies: Kunstmatige inseminatie met donorsperma: principieel aanvaardbaar? (1989) 2

Als uitgangspunt meent de Commissie dat kunstmatige inseminatie met donorsperma gezien moet worden in het kader van de ethiek van het onvolmaakte en enkel in overweging kan worden genomen bij een stabiel echtpaar met een ernstig medisch probleem (mannelijke infertiliteit, een ernstige genetische aandoening, een ernstige bloedgroepincompatibiliteit), twee echtgenoten van wie mag worden verwacht dat ze kunnen instaan voor de opvoeding van de kinderen. Een voorafgaande grondige en correcte diagnose is dan ook essentieel.

Beschouwingen bij principiële bezwaren 2.1

Verschillende principiële bezwaren kunnen worden geformuleerd:

Het invoeren van een derde in de echtelijke relatie 2.1.1
Dat lijkt het voornaamste principiële bezwaar. Dit bezwaar kan althans ten dele opgevangen worden door een volstrekte anonimiteit van de donor te garanderen. Ook moet de echtgenoot ertoe gekomen zijn dit gebeuren positief te verwerken, i.e. ten volle in te stemmen met de procedure en het verwekte kind

onvoorwaardelijk als het zijne te beschouwen. Alles moet in het werk gesteld worden om de echtgenoot te helpen zich achteraf zoveel mogelijk de vader te voelen (dus geen radicaal onderscheid tussen vader en donor, voorzichtigheid bij follow-up-enquêtes, geen richtlijn om het kind naderhand over de biologische vader te informeren). Ook de echtgenote moet tot discretie worden aangespoord

2.1.2 Het belang van het kind krijgt onvoldoende aandacht

Wordt het kind onrecht gedaan wanneer het zijn biologische vader niet kent of kan kennen? Deze vraag kan terecht gesteld worden in het licht van recente wetgeving in Zweden waar de wetgever inderdaad gemeend heeft dat kinderen van een bepaalde leeftijd, verwekt door K.I.D., het recht moeten krijgen op informatie over hun biologische vader. Maar zal zulke kennis het geluk van het kind, van zijn of haar ouders, en van de donor bevorderen? Bij de adolescent zal het plots geconfronteerd worden met zijn/haar biologische vader, naast zijn/haar sociale vader, grote verwarring stichten. Voor de sociale vader en de biologische moeder wordt het feit dat de biologische vader plotseling een gelaat krijgt, een pijnlijk gebeuren. De donor ten slotte, wordt opgezadeld met een rol die hij wellicht niet had gewenst.

Al gaan wij dus niet akkoord met de Zweedse wet, wij blijven zitten met de vraag of het kind onrecht wordt aangedaan. In een ideale situatie zal het kind de biologische moeder dankbaar zijn voor de gave van het leven; de sociale vader zal de adolescent even dankbaar zijn voor de positieve ingesteldheid bij de verwekking, en de dagelijkse zorg bij de ontwikkeling en opvoeding. In dit licht blijft de sociale vader de eigenlijke 'vader', en zoekt de adolescent niet verder naar de biologische vader. Maar is deze ideale situatie realistisch? Worden sommige kinderen niet diep ongelukkig wanneer zij beseffen dat een deel van hun biologische afkomst voor hen verborgen zal blijven? Waarschijnlijk wel, en vermoedelijk heeft het opeisen van het recht zijn/haar biologische vader te kennen aan de basis gelegen van het Zweedse wetgevend initiatief.

Een echtpaar zal pas tot kunstmatige inseminatie met donorsperma beslissen na rijp beraad. Bij dat beraad moeten niet enkel de medische en psychologische aspecten, maar ook het aspect 'belang van het kind' duidelijk geëxpliciteerd worden.

De kans niet geven onvruchtbaarheid te aanvaarden 2.1.3

Het is de traditionele christelijke opvatting bij tegenslagen op God te blijven vertrouwen. We stellen dan ook vast dat vele echtparen erin slaagden hun vruchtbaarheid te aanvaarden en op andere manieren hun leven vruchtbaar te maken voor elkaar en voor anderen. De huidige mogelijkheid bepaalde vormen van vruchtbaarheid door kunstmatige inseminatie met donorsperma op te heffen, stelt de mens nu voor de keuze: ofwel een grote onwaarde te hechten aan het ontvangen van een kind en, daarbij aansluitend, de negatieve beleving van de donor als minimaal te beschouwen.

Sommige echtparen zullen opteren voor de toestand van onvruchtbaarheid en moeten na hun keuze op begrip en begeleiding kunnen rekenen. Het infertiliteitsteam zal de technieken dan ook niet opdringen.

Andere echtparen daarentegen kunnen het ontvangen van een kind zo essentieel vinden voor een zingeving aan hun leven en voor hun verdere gemeenschappelijke ontplooiing dat zij, na rijp beraad, bereid zijn kunstmatige inseminatie door een derde te aanvaarden. Wanneer het aannemelijk lijkt dat deze procedure de verdere ontplooiing van het echtpaar zal bevorderen, zou zij overwogen moeten kunnen worden.

Wanneer het gaat om een man met een ernstige erfelijke aandoening, die voor zichzelf heeft uitgemaakt dat hij niet wenst dat zijn afstammelingen met hetzelfde lijden geconfronteerd worden, maar die ook wenst samen met zijn echtgenote voor wederzijdse ontplooiing kinderen te hebben, zou eveneens kunstmatige inseminatie met donorsperma overwogen moeten kunnen worden.

2.1.4 De vervanging van de natuurlijke voortplantingsdaad door een kunstgreep

Een kenmerk van de moderne geneeskunde is precies dat zij onvolmaaktheden van het menselijk lichaam tracht op te vangen met kunstgrepen. Denken wij bijvoorbeeld maar aan orgaantransplantaties. De geneeskunde, ook christelijk geïnspireerd, kan moeilijk aanvaarden dat de mens zich maar moet neerleggen bij gebreken die de natuur hem heeft opgelegd. Dat moet ook kunnen gelden voor gebreken van de voortplantingsorganen.

2.1.5 Het minder belang hechten aan het opsporen van de oorzaken van mannelijke infertiliteit

Dat kan grotendeels opgevangen worden door te stellen dat kunstmatige inseminatie met donorsperma enkel mag worden toegepast door een androloog verbonden aan een infertiliteitscentrum, die evenzeer bezig is met de preventie, de differentiële diagnose en andere behandelingsvormen van mannelijke steriliteit dan K.I.D.

2.2 *Poging tot het formuleren van een standpunt*

Tot besluit kunnen we stellen dat de indicatiestelling tot kunstmatige inseminatie met donorsperma slechts kan worden aanvaard na correcte diagnose en rijp beraad en op voorwaarde dat

de uitvoeringsmodaliteiten in acht genomen worden, die in overeenstemming zijn met bovenvermelde beschouwingen.
De commissie voor medische ethiek is van oordeel dat de eindbeslissing inzake het al dan niet toepassen van kunstmatige inseminatie met donorsperma toevertrouwd moet worden aan het geweten van het volledig geïnformeerde echtpaar. De geneesheer kan tot de procedure overgaan wanneer hij zich ervan vergewist heeft:

- dat er een gegronde klinische indicatie is;
- dat het echtpaar grondig heeft nagedacht over alle implicaties van de beslissing;
- dat het aannemelijk lijkt dat het echtpaar kan instaan voor de opvoeding van het kind.

De volgende uitvoeringsmodaliteiten dienen in acht genomen te worden:

- de absolute anonimiteit van de donor moet worden gegarandeerd;
- de donor moet worden geëvalueerd over zijn motieven en dient een klinisch genetisch onderzoek te ondergaan;
- de spermagift is kosteloos;
- er moet worden nagegaan of de echtgenoot uit vrije wil met de procedure instemt.

Sommige leden van de commissie nemen principieel een meer restrictief standpunt in inzake de toepassing van K.I.D. Dit restrictief standpunt wordt hoofdzakelijk ingegeven door de beschouwing dat K.I.D. een zeer ernstige inbreuk is op de huwelijksrelatie. Bovendien neemt de Faculteit hier momenteel een uitzonderingspositie in tussen de katholieke universiteiten. Tenslotte wordt nog aangevoerd dat de wetgeving geen duidelijke garanties biedt inzake uitvoeringsmodaliteiten.

3 Het derde advies omtrent K.I.D.: Kunstmatige inseminatie met donorsperma: principieel aanvaardbaar? (1998)

Inleiding

Deze nota vat de discussie samen binnen de commissie voor medische ethiek rond dit onderwerp op 16 december 1997 en in maart 1998. De vergadering van 16 december 1997 werd bijgewoond door K. Demyttenaere en D. Vanderschueren. De artsen van het Leuvens Universitair Fertiliteitscentrum wensen uitdrukkelijk dat de Academische Overheid een duidelijke uitspraak doet over de principiële aanvaardbaarheid van kunstmatige inseminatie met donorsperma. Andere katholieke universiteiten hebben programma's van kunstmatige inseminatie met donorsperma stopgezet. Tijdens de discussie kwamen volgende elementen naar voor:

3.1 Kunstmatige inseminatie met donorsperma wordt aan de K.U.Leuven slechts overwogen bij stabiele echtparen met een ernstig medisch probleem, zijnde een ernstige genetische aandoening, of een ernstige mannelijke infertiliteit die niet verholpen kon worden door geassisteerde fertilisatie binnen het koppel (In-Vitrofertilisatie, IVF of Intracytoplasmatische Spermatozoön-Injectie, ICSI).

3.2 Ingevolge de laatstgenoemde technologische ontwikkeling zijn de indicaties voor kunstmatige inseminatie met donorsperma veel minder frequent geworden; aan de K.U.Leuven zijn er jaarlijks nog ongeveer 20 à 25 echtparen, bij wie kunstmatige inseminatie met donorsperma wordt toegepast, wat overeenkomt met ongeveer 100 inseminaties.

3.3 Gezien de aan een eigen recrutering verbonden inspanningen niet opwegen tegen het beperkt aantal inseminaties, wordt voorgesteld een beroep te doen op een buitenlands centrum dat optimale kwaliteit biedt.

Het initiatief om kunstmatige inseminatie met donorsperma te vragen, moet altijd uitgaan van het echtpaar zelf. Men zal niet op deze vraag ingaan onmiddellijk na een mislukte IVF of ICSI, maar voor het echtpaar een reflectieperiode van minstens drie maanden inlassen. 3.4

Sommige echtparen vinden het ontvangen van een kind zo essentieel voor een zingeving aan hun leven en voor hun verdere gemeenschappelijke ontplooiing, dat zij, na het mislukken van andere technieken en na rijp beraad, kunstmatige inseminatie met zaadcellen van een derde vragen. Het is begrijpelijk dat zij zich hiervoor in eerste instantie wenden tot het fertiliteitscentrum dat hen tot dan had begeleid. Dat ligt immers in de lijn van hun verwachtingen i.v.m. een kwalitatief aanbod van continue zorg. 3.5

Wanneer het gaat om een man met een ernstige erfelijke aandoening, die voor zichzelf heeft uitgemaakt dat hij niet wenst dat zijn afstammelingen met hetzelfde lijden geconfronteerd worden, maar die tevens wenst samen met zijn echtgenote voor wederzijdse ontplooiing kinderen te hebben, kan kunstmatige inseminatie met donorsperma eveneens overwogen worden.

Een deskundig psychologisch onderzoek moet nagaan dat de echtgenoot ertoe gekomen is het gebeuren positief (i.e. relatiebevorderend) te verwerken, ten volle instemt met de procedure en bereid is het verwekte kind onvoorwaardelijk als het zijne te beschouwen. Alles moet in het werk gesteld worden om de echtgenoot te helpen zich achteraf zoveel mogelijk als vader te 3.6

beschouwen (dus geen raciaal onderscheid tussen vader en donor, voorzichtigheid bij follow-up-enquêtes, geen richtlijn om het kind naderhand over de biologische vader te informeren). Ook de echtgenote moet tot discretie worden aangemaand. Bij dit beraad moet ook het aspect "belang van het kind" duidelijk geëxpliciteerd worden. Het Leuvens Universitair Fertiliteitscentrum beschikt over de nodige expertise om op deze vlakken de echtparen uitstekend te begeleiden.

3.7 Voor de praktische organisatie en kwaliteitscontrole zijn internationale richtlijnen beschikbaar, zoals die opgesteld door de American Society of Reproductive Medicine (1994).

Ethisch Advies

Elk medisch handelen impliceert een afwegen van waarden en onwaarden. Het zou uiteraard optimaal zijn dat er geen beroep zou moeten worden gedaan op medisch geassisteerde bevruchtingstechnieken. Dat is echter niet altijd mogelijk. Dan dient men te streven naar het meest menselijk mogelijke.

Kunstmatige inseminatie met donorsperma moet dan ook gezien worden in het kader van een ethiek van het onvolmaakte; de vraag naar kunstmatige inseminatie met donorsperma zou bij een stabiel echtpaar niet gesteld worden indien mannelijke infertiliteit of ernstige erfelijke aandoeningen niet bestonden.

Sommige leden van de commissie voor medische ethiek zijn van oordeel dat in individuele gevallen kunstmatige inseminatie met donorsperma toegepast moet kunnen worden wanneer andere behandelingsmodaliteiten gefaald hebben of onmogelijk zijn, wanneer echtpaar en artsen na rijp beraad van oordeel zijn dat de procedure relatiebevorderend zal zijn én wanneer aan alle kwaliteitseisen wordt voldaan.

Andere leden van de commissie nemen principieel een meer restrictief standpunt in inzake de toepassing van kunstmatige inseminatie met donorsperma. Dat restrictieve standpunt wordt hoofdzakelijk ingegeven door de beschouwing dat kunstmatige inseminatie met donorsperma een zeer ernstige inbreuk is op de huwelijksrelatie. Ook vrezen zij onvoldoende aandacht voor het belang van het kind.

Ondanks dit verdeeld advies dringt de commissie aan op een duidelijk principieel standpunt vanwege de Academische Overheid, zodat de blijvende onzekerheid omtrent de verdere toepassing van deze techniek zou weggenomen worden voor de artsen werkzaam aan het Leuvens Universitair Fertiliteitscentrum.

D ADVIES OMTRENT PRE-ÏMPLANTATIE GENETISCHE DIAGNOSTIEK (PIGD) (1998)

Inleiding

De mogelijkheid van de techniek van In-Vitrofertilisatie en de ontwikkelingen inzake menselijke erfelijkheid worden op een bijzondere wijze samengebracht in de techniek van de pre-ïmplantatie genetische diagnostiek. De commissie heeft deze mogelijkheden verkend en een voorlopig advies opgesteld. Dat betekent in hoofdzaak dat de commissie gunstig staat tegenover voorbereiding van een integratie van deze techniek in de medische praktijk. Dit advies is echter nog niet voltooid, want het veronderstelt een diepgaande discussie over het moreel statuut van het menselijk embryo. Het geeft wel de mogelijkheid aan de medische onderzoekers om de toepassing van de techniek voor te bereiden, een reden waarom het hier werd opgenomen.

1 Toepassingsgebieden van pre-implantatie genetische diagnostiek (PIGD)

Gezien de snelle evolutie van de technologie in zowel de moleculaire genetica als in medisch begeleide bevruchting, lijkt het moeilijk op dit moment strikte indicaties af te grenzen voor PIGD. Prenatale diagnose via Chorionic Villus Sampling (CVS) voor hoge genetische risico's gebeurt te Leuven à rato van ongeveer 40 procedures per jaar. De doelpopulatie voor PIGD zou kunnen bestaan uit twee groepen:

1 de groep patiënten met een combinatie van ernstige fertiliteitsproblemen en genetische problemen;

2 de groep patiënten met genetische indicaties zonder fertiliteitsproblemen. Bij deze groep zouden via de Polymerase Chain Reaction (PCR) procedure monogenetische afwijkingen opge-

spoord kunnen worden. Patiënten met X-gebonden recessieve aandoeningen zouden in aanmerking komen voor Fluorescentie In Situ Hybridisatie (FISH) als diagnostische methode. Bij deze patiëntenpopulatie is PIGD één alternatief naast een hele reeks andere mogelijkheden zoals CVS en vruchtwaterpunctie.

Ethische analyse 2

Bij de ethische analyse van PIGD kunnen we, net als met betrekking tot de reguliere prenatale diagnostiek, een onderscheid maken tussen een macro-ethische (sociaal-ethische) invalshoek en een micro-ethische invalshoek.

Macro-ethische aspecten 2.1

Macro-ethische vragen betreffen o.a.:

- eventuele effecten voor het zelfbeeld van gehandicapten;
- het gevaar van een toenemende sociale druk op toekomstige ouders om genetische risico's naar vermogen uit te sluiten;
- de verlaging van de drempel voor eugenetische toepassingen van genetische diagnostiek.

Hoewel deze vragen de bevoegdheid van de commissie voor medische ethiek overschrijden, onderschrijft de commissie toch de stelling dat goede voorzieningen voor mensen met een handicap niet alleen een kwestie zijn van verdelende rechtvaardigheid, maar tevens een maatschappelijk klimaat bevorderen waarin mensen met een verhoogd risico op het krijgen van een gehandicapt kind maatschappelijk worden beschermd.

2.2 Micro-ethische aspecten

2.2.1 Een hoge beschermwaardigheid voor het menselijk embryo

Een eerste punt betreft de pre-klinische experimenten met menselijke embryo's, gericht op het verwerven van nadere kennis over de betrouwbaarheid van de diagnostiek en over de veiligheid van de biopsietechnieken. Acht men embryoresearch ethisch aanvaardbaar? Vindt men dergelijke research aanvaardbaar met het oog op de (verdere) ontwikkeling van PIGD, m.a.w. is de ontwikkeling van PIGD belangrijk genoeg?

De commissie voor medische ethiek heeft al in haar advies van 1989 ingestemd met het invriezen van overtallige embryo's. Dat impliceert dat de commissie de facto opteerde voor een hoge, maar geen absolute beschermwaardigheid van het embryo.

De moraaltheologische en ethische discussie omtrent de beschermwaardigheid van het embryo evolueerde de laatste decennia naar de aanvaarding van diagnostisch onderzoek met embryo's, op voorwaarde dat dit onderzoek gebeurt vóór het stadium van de individuatie. Dit wordt als volgt gemotiveerd. De beschermwaardigheid van het menselijk embryo moet in ethisch opzicht worden gedacht als een hoge beschermwaardigheid. Hierbij kan het onderscheid tussen genetische individualisering en ontwikkelingsindividualisering verhelderend werken. De beschermwaardigheid wordt versterkt vanaf het moment dat de individuele ontwikkeling is ingezet. Dit impliceert een zekere tolerantie tegenover mogelijk medisch onderzoek in het licht van een klinisch aangewezen diagnostische interventie, zoals PIGD. Het leidt nog altijd tot de ethische afwijzing van het creëren van menselijke embryo's voor onderzoeksdoeleinden. Hierbij wordt menselijk leven immers dermate geïnstrumentaliseerd dat één der belangrijkste principes van de ethiek (handel zo dat je je medemens steeds ook als doel behandelt, en niet louter als middel) wordt geschonden.

Indien men PIGD klinisch noodzakelijk acht, maakt deze ethische benadering het mogelijk geval per geval te komen tot een ethische integratie van het terzake noodzakelijke onderzoek binnen het kader van een klinische indicatie.

Het doel van de PIGD 2.2.2

Ontegensprekelijk leidt PIGD tot het niet terugplaatsen van embryo's met een bepaalde afwijking. Het doel bestaat echter in het voorkomen van zware aftakelende aandoeningen en vroegtijdige letaliteit (kinderjaren, adolescentie, vroege volwassen leeftijd) én in het voorkomen van latere traumatiserende prenatale testen met eventuele afbreking van de zwangerschap.

De commissie is van oordeel dat PIGD daarom ook slechts in welbepaalde en vooraf besproken domeinen kan worden toegepast, zoals er hierboven al een tweetal werden omschreven. Indicaties moeten vooraf afgesproken en strikt geïnterpreteerd worden. Elk nieuw toepassingsgebied moet dan ook ter advisering voorgelegd worden aan de commissie voor medische ethiek. Hierbij zal men de hoge beschermwaardigheid van het menselijk embryo afwegen tegenover het voorkomen van ernstig leed. Los van de te voeren principiële afweging is voorlopig terughoudendheid op zijn plaats vanwege de onzekerheden omtrent de risico's van PIGD voor het nageslacht.

Concrete uitwerking 3

De snelle evolutie in de medisch begeleide bevruchting en in de moleculaire biologie maakt het moeilijk om een exhaustieve en limiterende lijst van potentiële aandoeningen op te sommen die binnen een bepaalde tijdsperiode in aanmerking zouden komen voor PIGD. De variabiliteit en heterogeniteit van bepaalde genetische aandoeningen en de psychische impact van een PIGD-procedure op een koppel vereisen daarenboven dat elke mogelijke toepassing bij een bepaald koppel eerst besproken wordt in een multidisciplinair team vooraleer over te gaan tot de technische procedure.

Voor elke casus die in aanmerking kan komen voor PIGD beslist dus een multidisciplinair team, bestaande uit leden van de werkgroep Pre-ïmplantatie Diagnostiek UZ Leuven, over het wel of niet toepassen van PIGD. Dit multidisciplinair team moet minstens bestaan uit een gynaecoloog, een geneticus, een clinicus die met de pathologie vertrouwd is, een psychiater met specifieke expertise in de voortplantingsgeneeskunde en een afgevaardigde van de leden van de Ad-Hoccommissie voor medische ethiek van het Leuvens Universitair Fertiliteitscentrum, eventueel aangevuld met een vast lid van de commissie voor medische ethiek van de Faculteit Geneeskunde. Bij een dergelijke werkwijze wordt er beslist per koppel en niet per aandoening.

DEEL II

ADVIEZEN VAN DE COMMISSIE VOOR MEDISCHE ETHIEK INZAKE HET HANDELEN VAN ARTSEN OMTRENT HET EINDIGENDE LEVEN

ADVIEZEN I.V.M. HET HANDELEN VAN ARTSEN BIJ HET EINDIGENDE LEVEN

Inleiding

Op initiatief van Mevrouw Wivina Demeester-De Meyer werd in 1985 het startsein gegeven voor de voorbereiding van een Nationaal Denkcolloquium Bio-Ethica in de Jaren '90. Dit was voor de commissie de gelegenheid om een aantal standpunten en adviezen nauwkeuriger uit te schrijven en op punt te stellen. Het belangrijkste resultaat hiervan waren twee adviezen inzake het handelen van artsen omtrent het eindigende leven: één om elke vorm van therapeutische verbetenheid te voorkomen en één met erg concrete instructies inzake reanimatie.

Deze adviezen werden later gevolgd door een drietal andere: elk advies betekende een belangrijke stap bij de ordening van het medisch omgaan inzake het eindigende leven. De problematiek van de persisterende vegetatieve patiënt werd aangebracht door artsen werkzaam in ziekenhuizen buiten de K.U.Leuven. Ze vroegen om een ethische uitklaring.

De problematiek van het omgaan met terminale patiënten vond ook weerklank in de internationale literatuur: de commissie verwerkte en vertaalde een coderingsformulier voor de concrete praktijk in de universitaire ziekenhuizen.

Het advies over gecontroleerde sedatie werd geformuleerd als een alternatief voor euthanasie: de artsen van de Faculteit Geneeskunde hebben de commissie uitdrukkelijk gevraagd dit advies verder uit te werken en te ontwikkelen als een concrete mogelijkheid binnen de medische praktijk.

Ten slotte geven we het standpunt van de commissie weer i.v.m. het debat over de legalisering van euthanasie (na het wetsvoorstel van de partijen van de meerderheid op 20 december 1999).

Deze adviezen maken duidelijk dat de medische ethiek al sinds lang een antwoord heeft op de problematiek van de therapeutische verbetenheid. Ze zijn dan ook alle nog bijzonder actueel en makkelijk toepasbaar in de medische praktijk.

1 Advies inzake therapeutische verbetenheid in uitzichtloze situaties (1985)

Dit document vloeit voort uit een bekommernis van de commissie voor medische ethiek "therapeutische verbetenheid" in de Universitaire Ziekenhuizen te voorkomen. Waar het probleem "therapeutische verbetenheid" erg ruim gesteld kan worden (vb. de beslissing een patiënt al dan niet in een afdeling voor intensieve zorgen op te nemen of een dialyse te starten, bepaalde vormen van onvruchtbaarheidsbehandeling e.d.) heeft de commissie gemeend dat het als eerste stap nuttig kon zijn een advies te verstrekken over het probleem in het algemeen en over het uitschrijven van orders tot afzien van cardiorespiratoire reanimatie in het bijzonder.

1.1 *Therapeutische verbetenheid in uitzichtloze situaties bij terminale patiënten*

Onder therapeutische verbetenheid verstaan we een inzet van therapeutische middelen waarvan de omvang niet in verhouding staat tot de ernst van de aandoening of het resultaat dat ervan verwacht mag worden. Al te ingrijpende diagnostische en therapeutische procedures bij relatief goedaardige aandoeningen moeten vermeden worden. Het constant toenemend aantal geneesheren en dus het verminderd aantal patiënten per geneesheer verhoogt het risico dat deze vorm van verbetenheid wordt toegepast "om den brode".

De term therapeutische verbetenheid wordt vooral aangewend

om onaangepast medisch handelen aan te duiden bij patiënten in stervensgevaar. Hierbij is het zinvol twee hoofdsituaties afzonderlijk te bespreken: de "uitbehandelde" kankerpatiënt en de patiënt in een afdeling voor intensieve zorgen.

Het was vroeger gebruikelijk dat de terminale kankerpatiënt thuis door huisarts en familieleden tijdens zijn laatste levensdagen begeleid werd. Deze omkadering blijft de voorkeur wegdragen. De toenemende vereenzaming en de gewijzigde opvattingen over de gezinsfunctie maken evenwel dat steeds meer dergelijke patiënten hun laatste levensdagen in het ziekenhuis doorbrengen. De taak van de geneesheer verandert dan van die van "therapeut" tot die van "stervensbegeleider". Het aanwenden van middelen anders dan diegene die het comfort van de patiënt beogen te verbeteren, kan beschouwd worden als therapeutische verbetenheid. Het ware dan ook nuttig dat geneesheren in het ziekenhuis, die regelmatig zulke patiënten verzorgen, hun ervaringen zouden uitwisselen en kenbaar maken. Een recent nummer van Folia Pharmacotherapeutica beklemtoont bij voorbeeld dat slechts weinig geneesheren narcotica deskundig gebruiken.

De toegang tot de afdelingen voor intensieve zorgen wordt voorbehouden voor patiënten in een levensgevaarlijke situatie, die potentieel omkeerbaar lijkt. Tijdens het verblijf in de afdeling kan evenwel blijken dat de toestand van de patiënt in feite onomkeerbaar was of geëvolueerd is naar de irreversibele aftakeling. Op dat ogenblik dient de behandeling te worden afgebouwd. Het voortzetten van een medisch zinloos geworden behandeling stemt overeen met therapeutische verbetenheid.

In de enge zin van het begrip slaat therapeutische verbetenheid bij terminale patiënten dus op een onredelijke medische behandeling, waarbij de dood op niet-significante wijze wordt uitgesteld, zowel wat de tijd betreft als de kwaliteit van het verlengde leven. Daartegenover slaat therapeutische verbetenheid in zeer ernstige situaties niet op:

- het doorzetten van een zware therapie: door elk gewaagde, zware medische handeling wordt een weddenschap aangegaan met de toekomst. Al te vaak heeft de arts niet alle gegevens van een uitermate complex probleem in handen: hoe zeker is men bv. van de prognose?
- ingewikkeld voorkomende handelingen die het lijden van een stervende verlichten;
- het voortzetten van reanimatie met het oog op prelevering van organen.

1.2 **De commissie is van oordeel dat de volgende beschouwingen oriënterend kunnen zijn bij het omgaan met deze problemen. Ze zijn opgesteld in orde van belangrijkheid: vertrekkend vanuit de formulering van een fundamentele grondhouding tot het aanreiken van concrete suggesties i.v.m. de praktische handelwijze.**

1.2.1 Op een gegeven ogenblik kan een situatie ontstaan, waarin we door het toepassen van medische mogelijkheden of door het bestrijden van mogelijke complicaties het leven of het sterven nog voor korte of lange tijd zouden kunnen verlengen. De ethische vraag wordt meestal als volgt geformuleerd: op grond van welke argumenten is het ethisch verantwoord om deze levensverlengende maatregelen achterwege te laten? Deze vraag komt voort uit een bepaalde ethische visie dat de arts alles moet doen wat hij kan. Deze opvatting was juist zolang de arts niet zoveel mogelijkheden ter beschikking had om de naderende dood nog een bepaalde tijd uit te stellen. Momenteel bestaan daartoe echter veel mogelijkheden. We zouden daarom de vraag op de volgende manier kunnen formuleren: op welke gronden mag een arts een onherroepelijk aflopend stervensproces door medisch ingrijpen kunstmatig verlengen? Deze vraag komt voort uit een andere ethische achtergrond: we moeten slechts de voorhanden medische mogelijkheden tot levensverlenging aanwenden, wanneer het welzijn van de zieke (individueel of in relatie tot de naastbestaande) daardoor gediend wordt. Het uitgangspunt ligt hier uiteindelijk in de eerbied voor het aflopende stervensproces.

Dit houdt in dat de geneesheer bij een behandeling de verschil- 1.2.2
lende waarden (en onwaarden) die in het geding zijn, moet afwegen en zich moet afvragen vragen of en in welke mate een behandeling nog bijdraagt tot menselijke zingeving. Dit proportioneel afwegen is naar het oordeel van de commissie van doorslaggevende betekenis: men zal de ingezette middelen evalueren door de aard van de toe te passen therapie, haar graad van ingewikkeldheid, haar belastend karakter en haar aanwendingsmogelijkheden in overeenstemming te brengen met het te verwachten resultaat, rekening houdend met de toestand van de zieke en met zijn lichamelijke en morele klachten.

De geneesheer dient zich dus af te vragen in hoeverre de ingestelde of de voorgenomen behandeling nog zin heeft. Wat aan de orde is, is uiteindelijk én bovenal de eerbied voor een menswaardig stervensproces.

Wat de praktische handelwijze aangaat, stelt de commissie het 1.2.3
volgende voor:

a De uiteindelijke beslissing tot het al dan niet instellen van een bepaalde behandeling in uitzichtloze situaties berust bij de behandelende senior-geneesheer, maar zou pas na voldoende overleg met ter zake bevoegde en ervaren collegae mogen worden genomen.

b In elke afdeling zou daarom een groep moeten bestaan van enkele geneesheren waarin dergelijke probleemgevallen worden besproken.
c Wanneer dat overleg niet tot een consensus heeft geleid, zou een beroep moeten kunnen worden gedaan op een ad-hoc-commissie binnen de Universitaire Ziekenhuizen, die zonder nodeloos uitstel advies kan verstrekken.
d Bij bepaalde patiënten zou bij voorbaat moeten worden afgesproken welke behandeling zal worden toegepast, indien er complicaties optreden (zie onder meer het uitschrijven van orders tot afzien van cardiorespiratoire reanimatie, zoals hieronder geformuleerd).
e Het informeren van de patiënt moet gebeuren in het kader van een adequate en humane stervensbegeleiding. De familie moet geïnformeerd worden over de toestand van de patiënt en over de beweegredenen die tot de eindbeslissing hebben geleid. De informatieverstrekking moet gebeuren door een geroutineerd staflid. Men moet oog hebben voor het vergemakkelijken van de sociale contacten van de zieke.

2 Advies i.v.m. het afzien van cardiorespiratoire reanimatie bij de gekende terminale patiënt (1985)

De commissie wil hiermee een advies verstrekken over het uitschrijven van orders tot het afzien van cardiorespiratoire reanimatie bij de gekende terminale patiënt. Het uitschrijven van dergelijke orders is al van toepassing in een aantal afdelingen van de Universitaire Ziekenhuizen en is wijd verspreid in de Verenigde Staten en een aantal West-Europese landen.

De bedoeling van het uitschrijven van dergelijke orders is drievoudig:

a het nastreven van een menswaardig sterven bij terminale zieken;
b het informeren van de geneesheren met wachtdienst en van de verplegenden dat de toestand van de patiënt dusdanig is dat het medisch en ethisch ongewenst is cardiorespiratoire reanimatie aan te vatten;
c het sensibiliseren van geneesheer-assistenten en studenten in de geneeskunde voor het probleem van "therapeutische verbetenheid".

Omstandigheden waarin gedacht kan worden aan het uitschrijven van orders af te zien van cardiorespiratoire reanimatie: 2.1

a Er zou moeten worden gedacht aan het uitschrijven van orders af te zien van cardiorespiratoire reanimatie telkens de behandelende geneesheren er zich hebben van vergewist dat hun patiënt zich bevindt in een terminale fase van de aandoening, met irreversibele aftakeling van de patiënt als mens;
b bij een al beademde patiënt kan gedacht worden af te zien van pogingen om de circulatie weer op gang te brengen wanneer circulatiestilstand zich zou voordoen, of indien de patiënt multipel ernstig orgaanfalen vertoont dat ondanks maximale ondersteunende therapie ongunstig evolueert.

De modaliteiten van het uitschrijven van orders af te zien van cardiorespiratoire reanimatie. 2.2

Bij de patiëntenbespreking moet dit probleem gesteld kunnen worden zowel door de geneesheren-assistenten als door het verantwoordelijke staflid.
De eindbeslissing wordt, na beraadslaging onder de medici en met de verpleegkundigen die instaan voor de onmiddellijke ver-

zorging van de patiënt, genomen door het verantwoordelijk staflid. De beslissing af te zien van cardiorespiratoire reanimatie wordt bekendgemaakt door het neerschrijven van "reanimatie-instructies" op de eerste bladzijde van het medisch dossier, gevolgd door de datum. De vervolgbladzijden dienen op dezelfde datum een korte motivering te bevatten, getekend door hetzelfde staflid. Indien tijdens het overleg onenigheid blijft bestaan tussen de geneesheren, wordt voorlopig geen beslissing genomen tot het advies is ingewonnen van een geroutineerd staflid van dezelfde dienst. Het moet mogelijk zijn dat stagiairs en co-assistenten het overleg bijwonen. De beslissing moet altijd herroepen kunnen worden; dat gebeurt dan eveneens schriftelijk.

Een delicaat probleem stelt zich wanneer een patiënt, aanvankelijk opgenomen op een bepaalde afdeling, overgebracht wordt naar een andere afdeling. Dan neemt de verantwoordelijke van de nieuwe afdeling de verantwoordelijkheid over. Alles moet echter in het werk worden gesteld opdat de verantwoordelijken van beide afdelingen na overleg een eensgezinde houding aannemen.

2.3 *De begeleidende maatregelen*

a Men wijst de volwassen patiënt best tactvol en zonder de hoop weg te nemen op het feit dat er een kans bestaat dat zijn aandoening ongunstig evolueert. Dat moet hem de mogelijkheid bieden die maatregelen te nemen op spiritueel en materieel vlak, die hij zou wensen te nemen.

b Aan de familie of vertrouwenspersoon wordt door de arts op aangepaste wijze medegedeeld dat men niet beschikt over bijkomende zinvolle medische mogelijkheden.

c De behandelende geneesheren dienen ervoor te zorgen dat de patiënt verder de nodige aandacht krijgt en zijn comfort maximaal gegarandeerd wordt.

Advies van de commissie voor medische ethiek betreffende het zorgbeleid voor patiënten in "persisterende vegetatieve status" (PVS) (1994) 3

PVS is een chronische toestand die soms ontstaat na een zwaar schedeltrauma of belangrijke hersenischemie, waarbij de patiënt schijnbaar ontwaakt, nochtans met een totale afwezigheid van enige cognitieve functie. De ogen van de patiënt kunnen geopend of gericht worden als reactie op verbale stimuli of geluid. De slaap-waakcycli zijn aanwezig. De bloeddruk en ademhaling worden spontaan gecontroleerd. De patiënt uit geen verstaanbare woorden, wel uit hij soms onverstaanbare klanken of maakt hij grimassen; hij reageert niet op bevel. Meestal volgt deze PVS op een periode van coma, waarbij de patiënt schijnbaar slaapt: nagenoeg alle comapatiënten geven de indruk te ontwaken na 2 tot 4 weken, waarna dus een klinische toestand van PVS ontstaat (B. Jennett, F. Plum, Persistent Vegetative State after Brain Damage: a Symptom in Search of a Name. Lancet 1972, I, 734-746).

PVS wordt ook soms omschreven als "neocorticale dood" of "apallische toestand": deze benamingen duiden op de afwezigheid van enige cognitieve en mentale functie, zoals ook blijkt uit de studies van het hersenmetabolisme met PET-scan. Daarentegen blijven de autonome of vegetatieve hersenstamfuncties bewaard. Het gaat dus om een toestand van grotendeels gepreserveerde hersenstam in combinatie met een min of meer uitgesproken necrose van de cerebrale cortex. Soms is er zelfs bijna een totale decorticatie.

Over het al dan niet aanwezig zijn van pijnsensaties bij een PVS-patiënt op een onderbewust (hersenstam)-niveau bestaat geen wetenschappelijke zekerheid.

75% van de gevallen van PVS worden veroorzaakt door acute incidenten: in 35-40% van de gevallen gaat het om een zwaar schedeltrauma, eveneens 35 tot 40% zijn te wijten aan niet-traumatische voorvallen, hoofdzakelijk problemen van circulatiestilstand. Ten slotte zijn 25% terminale stadia van chronische degeneratieve hersenaandoeningen, met op de eerste plaats de ziekte van Alzheimer: deze laatste patiëntengroep is in feite een uitbreiding ten opzichte van de initiële definitie van Jennett en Plum.

De eventuele evolutie naar een PVS kan zelden in de beginfase met zekerheid voorspeld worden, hoewel ze in vele traumatische en niet-traumatische omstandigheden vroegtijdig na het acute gebeuren vermoed wordt. Hoewel de beschikbare prognostische gegevens het medisch beleid in deze fase zeker kunnen beïnvloeden, ligt het onderwerp van het voorliggend document op een ander vlak, in feite in een later stadium van het ziekteverloop.

De evolutie en de prognose van een klinisch beeld van PVS zijn niet uniform en houden verband met factoren zoals leeftijd, etiologie, uitgebreidheid en localisatie van de hersenletsels, en het al of niet voorkomen van belangrijke laattijdige complicaties zoals bijvoorbeeld hydrocefalie en epilepsie. Elke beleidsbeslissing moet dus geïndividualiseerd worden. Toch mogen we zeggen dat voor niet-traumatische oorzaken een toestand van PVS op een tijdsspanne van 3 maanden na het acute gebeuren als definitief beschouwd kan worden. Na een trauma ziet men soms nog een herstel van bewustzijn in de periode tussen 3 en 6 maanden, achteraf wordt de kans op herstel zeer klein en moet in elk geval met een zware psychomotorische resthinder tezamen met een ernstige desintegratie van de persoonlijkheid gerekend worden. Onderzoekingen zoals de PET-scan (cfr. hoger) en vooral de registratie van de somatosensoriële geëvoceerde potentialen zijn nuttig bij de beoordeling van de prognose.

De commissie stelt voor het medisch dossier van patiënten met een evolutie naar of met PVS nauwkeurig bij te houden.

Rekening houdend met de bovenvermelde tijdsfactor is het logisch de medische therapie progressief te verminderen, eerst de meer ingrijpende behandelingen zoals antibiotica, om uiteindelijk te komen tot een gewoon verzorgingsniveau zonder gebruik te maken van specifiek medische behandelingstechnieken, inclusief toedienen van vocht en voeding langs intraveneuze leiding of maagsonde. De commissie beschouwt deze wijze van vocht- en voedseltoediening dus als een medische act, die vanaf een bepaald stadium uitzichtloos is: inderdaad is er geen vooruitzicht op verbetering van de toestand en wordt met deze therapie het lijden van de overigens zwaar gedepersonifieerde patiënt en de familie enkel verlengd en een menswaardige dood onnodig uitgesteld. Deze houding wordt ingegeven door respect voor het natuurlijke stervensproces.

Alhoewel het aardse leven van een mens een fundamentele waarde heeft, biedt het resterende en onomkeerbare vegetatieve leven van de PVS-patiënt niet meer de noodzakelijke voorwaarden voor de verwezenlijking van hogere menselijke waarden, zoals de liefde tot de evenmens en tot God: deze beschouwing vormt de basis voor een ethische evaluatie van de behandeling van patiënten in PVS. Wanneer het verlengen van het leven geen enkele hoop inhoudt deze hogere waarden te realiseren, vermindert de reden om het leven met kunstmatige middelen in stand te houden. In elk geval dienen de toestand van de patiënt en het lijden van de familie afgewogen te worden tegenover de waarde van een voortzetting van de kunstmatige voeding en vochttoediening zonder perspectief. Aan de andere zijde kan de liefde vanwege dierbaren en familieleden zelfs aan een duidelijk terminaal leven waarde verlenen: ook deze beschouwing is bij een ethische evaluatie belangrijk.

Indien pijnsensaties op een onderbewust (hersenstam)-niveau

zouden voorkomen (cf. hierboven), kunnen zij in elk geval met aangepaste analgetica ondervangen worden. Algemene lichaamshygiëne, zoals mondbevochtiging en andere verpleegkundige zorgen moeten in de terminale fase steeds onverminderd de nodige aandacht krijgen.

De beslissing tot geleidelijk verminderen van de medicale therapie, inclusief vocht- en voedseltoediening, moet genomen worden door de verantwoordelijke behandelende arts na rijp beraad met het medisch en verpleegkundig team. Deskundige, menselijke en regelmatige begeleiding van de familie door een staflid is noodzakelijk: de evolutie en de prognose van de aandoening moeten hierbij telkens duidelijk besproken worden. De wijze waarop de beslissing tot therapie-afbouw aan de familie meegedeeld wordt, zou het best van geval tot geval beoordeeld worden, rekening houdend o.a. met de psychische draagkracht.

4 **Geneesheren Info: Palliatieve en terminale zorgenverstrekking (Universitaire Ziekenhuizen Leuven, 1994) (92 pp.)**

Inleiding

Deze brochure is voortgevloeid uit interesse voor en ervaring met de problematiek van het eindigende leven bij dokter Johan Menten, Dienst Gezwelziekten, en is de neerslag van een verdere dialoog hierover tussen hem en de commissie voor medische ethiek. Ter informatie geven we hierbij de inhoudstafel.

Inhoudstafel

5 Code omtrent beperking van therapie (1996)

DOCUMENT IN MEDISCH DOSSIER EN IN VERPLEEGBOEK (doorslagformulier)

Naam voluit van het verantwoordelijke staflid
Supervisor ID. nr: ....
Dr. ....
Handtekening

Code 2 en 3 zijn slechts van toepassing wanneer ook code 1 is aangekruist.

CODE 1: NIET REANIMEREN datum: uur:

In geval van circulatie- of ademhalingsstilstand, worden geen reanimatiemaatregelen getroffen, inclusief defibrillatie, intubatie, kunstmatige beademing, thoraxcompressie of medicatie. Behalve bij stilstand, zal deze patiënt alle nodige therapie krijgen, tenzij hieronder anders gespecificeerd. De waardigheid en het comfort van de patiënt blijven de hoogste prioriteit.

CODE 2: THERAPIE NIET UITBREIDEN datum: uur:

Niet starten met:

- ❑ Antibiotica
- ❑ Vasopressoren en inotropica
- ❑ Opdrijven vasopressoren
- ❑ Intubatie
- ❑ Kunstmatige beademing
- ❑ Anti-aritmica
- ❑ Hyperalimentatie
- ❑ Transfer naar intensieve zorgen afdeling
- ❑ Dialyse
- ❑ Bloed en/of bloedproducten
- ❑ Correctie van elektrolytenafwijkingen
- ❑ Andere ....

CODE 3: THERAPIE AFBOUWEN datum: uur:

Stop volgende behandeling(en)

❑..
❑..
❑..

ANNULEER ONMIDDELLIJK BOVENSTAANDE RICHTLIJN(EN)

DATUM: UUR:

Naam voluit van het verantwoordelijke staflid
Supervisor ID. nr: ....
Dr. ....
Handtekening

Trek meteen ook een streep door het formulier.
Vul desgevallend een nieuw formulier in.
Het doorstreepte formulier blijft deel uitmaken van het medisch dossier.

Advies i.v.m. de gecontroleerde sedatie bij de terminale patiënt met refractaire symptomen in het aanschijn van de dood. Een ethische verantwoording van een klinisch onderzoek (1998) 6

Vooraf

De commissie voor medische ethiek van de Faculteit Geneeskunde van de K.U.Leuven heeft al verscheidene malen adviezen verstrekt i.v.m. de palliatieve en terminale zorgenverstrekking voor de stervende mens. Deze teksten zijn alle ontstaan vanuit een groot besef van de menselijke waardigheid, ook in de eindfase van het leven. Waardig sterven betekent voor de commissie dat de patiënt kan ervaren dat hij tot het einde een grote waarde heeft in de ogen van zijn medemensen. Om dat te verwezenlijken moeten stappen gezet worden om het persoonlijke contact van de zieke met anderen te bevorderen, om de pijnbehandeling en symptoomcontrole adequaat toe te passen. Uit ervaring weet de commissie dat deze aspecten onvoldoende aan bod komen tijdens de medische opleiding en dat jonge artsen vaak onwennig staan tegenover deze problemen. Daarom is het belangrijk dat de commissie op geregelde tijdstippen de gegeven adviezen bijstuurt en vervolledigt.

Al bij de voorbereiding van het Nationaal Denkcolloquium "Bio-ethica in de Jaren '90" (1987) werd een advies verstrekt i.v.m. het vermijden van therapeutische verbetenheid: de grens tussen adequaat medisch handelen en therapeutische verbetenheid wordt nog met grote regelmaat overschreden, in die zin dat wat men doet niet regelmatig ter discussie wordt gesteld. Daarna kwamen adviezen i.v.m. het uitschrijven van reanimatie-instructies, het stopzetten van voedsel- en vochttoediening bij de persisterende vegetatieve patiënt én instructies i.v.m. de beperking van therapieën. De commissie liet in 1994 verschillende van deze adviezen bundelen in de brochure: "Palliatieve en terminale zorgenverstrekking" (Geneesheren Info, Universitaire Ziekenhuizen Leuven).

Recent werd de commissie geconfronteerd met het maatschappelijk debat inzake euthanasie én met verschillende verzoeken tot advies i.v.m. specifieke problemen bij terminale patiënten (bv. wanneer het gaat om therapie-refractaire symptomen). De werkzaamheden van het Belgisch Raadgevend Comité voor de Bio-Ethiek inzake "euthanasie bij wilsbekwamen en – later ook – wilsonbekwamen" hebben geleid tot een diepgaande bezinning binnen de universitaire ziekenhuizen en de commissie voor medische ethiek. Na uitvoerig overleg werd geopteerd voor de uitbouw van gecontroleerde sedatie bij terminale patiënten met refractaire symptomen. Het advies dat hierna volgt, is hiervan de uitdrukking en biedt een algemeen ethisch kader voor de ontwikkeling van een klinisch onderzoeksprotocol i.v.m. gecontroleerde sedatie. De commissie is van oordeel dat zij hiermee bijdraagt tot de bevordering van het menswaardig sterven van terminale patiënten.

De tekst is – zoals de al vermelde brochure – voortgevloeid uit interesse voor en ervaring met deze problematiek bij dokter Johan Menten, het palliatief "Support Team" en de Dienst Gezwelziekten UZ Gasthuisberg, en is de neerslag van een verdere dialoog hierover binnen de commissie voor medische ethiek.

6.1 *Inleiding*

Dat terminale patiënten recht hebben op waardig sterven, is een stelling die tegenwoordig door iedereen wordt onderschreven. Problematisch is echter dat men dat recht verschillend interpreteert.

Voor de enen betekent dat het niet meer verder zetten van zinloos geworden behandelingen. Zij pleiten daarenboven voor een deskundige controle van pijn en andere symptomen met de huidige beschikbare kennis en mogelijkheden, waarbij ook de psychologische, relationele en spirituele dimensies van de menselijke bestaanswijze in het zorgproces worden opgenomen. Symptoomcontrole met behoud van zoveel mogelijk functioneren is het doel van het medisch palliatief handelen op het einde van het leven.

Voor anderen is het recht op waardig sterven een uiting van hun wil om hun lot zelf in handen te nemen. Dat leidt voor hen tot een rechtvaardiging van euthanasie en hulp bij zelfdoding.

Om geen verdere verwarring te laten bestaan, is een accurate afbakening van de terminologie noodzakelijk.

Met euthanasie bedoelen we "opzettelijk levensbeëindigend handelen door een andere dan de betrokkene, op diens verzoek". Uitgaande van deze definitie kunnen we euthanasie beperken tot die gevallen waarin de patiënt zich in een uitzichtloze situatie bevindt en de handelingen door een arts of een andere hulpverlener worden gesteld op vraag van de patiënt. Bovendien impliceert deze definitie de betekenis die wordt gehecht aan het opzettelijke karakter van het euthanaserend handelen. De termen actieve en passieve euthanasie zijn daarom misleidend en worden dus best vermeden.

Met "hulp bij zelfdoding" wordt door de arts medicatie of hulpapparatuur ter beschikking van de patiënt gesteld, zodat de patiënt, beschikkend over al zijn geestesvermogens en uit vrije wil, een zelfdoding kan realiseren op een door hem bepaald moment.

Palliatieve zorgen zijn een totale verzorging waardoor men bij terminale patiënten een maximaal somatisch, psychisch, relationeel en spiritueel comfort probeert te verzekeren door in te gaan op hun specifieke noden, behoeften en verlangens. Palliatieve zorgen kunnen op verschillende wijzen georganiseerd worden. Aansluitend bij het subsidiariteitsprincipe kan men werken naar thuisbegeleiding, dagcentra, opvangmogelijkheden in algemene ziekenhuizen (met de steun van palliatieve "support teams") en in residentiële palliatieve zorgen (palliatieve eenheden).

Gecontroleerde sedatie betekent binnen het geheel van de palliatieve zorgen een weloverwogen bewustzijnsverlaging tot het niveau dat vereist is om één of meerdere refractaire symptomen te verlichten, meer bepaald wanneer het voor alle betrokkenen (patiënt, familie en hulpverleners) duidelijk is dat de zieke in het aanschijn van de dood staat. Men heeft dus niet de bedoeling de dood te veroorzaken, noch het stervensproces te versnellen.

6.2 *Uitgangspunt*

Goede terminale zorgen vergen voor alles de realisatie van het recht van de stervende om tot het einde van zijn leven voor anderen een waarde te mogen blijven betekenen. Hiervoor is een goede communicatie tussen het verzorgende team en de patiënt en zijn familie een noodzakelijke vereiste. Men zal bij het nemen van therapeutische beslissingen bij het levenseinde telkens afwegen of de voordelen van de behandeling voor de patiënt voldoende opwegen tegen de nadelen. Dit principe bevestigt dus dat de levensverlengende behandeling af te wijzen valt, wanneer ze meer lijden veroorzaakt dan kwaliteit van leven. Het hoofddoel van de medische verzorging mag immers niet zijn het leven van de terminale patiënt ten koste van alles te willen verlengen, maar het resterende leven zo draaglijk en zinvol mogelijk te maken.

Palliatieve zorgen bij terminale patiënten bedoelen niet de dood uit te stellen noch te bespoedigen. De nadruk wordt gelegd op de zorgen en de bezorgdheid voor de behoeften van de patiënt en zijn familie. Het is belangrijk dat de symptoomcontrole vanuit verschillende invalshoeken gebeurt en dat er naast pijnbehandeling ook aandacht wordt geschonken aan de andere fysische symptomen. Ook mogen we de sociale, psychische en spirituele dimensies niet uit het oog verliezen. Zeer frequent komen immers eenzaamheid, angst, depressie en existentiële of religieuze vragen voor als hinderlijke fenomenen bij het levenseinde.

Wanneer ondanks optimale palliatieve zorgen de patiënt nog ondraaglijk lijden vertoont én hierdoor eventueel de vraag ontstaat naar actieve levensbeëindiging, is gecontroleerde sedatie een te verantwoorden therapeutische benadering. Dit advies van de commissie voor medische ethiek heeft uitdrukkelijk betrekking op de ethische onderbouw en vormgeving van deze gecontroleerde sedatie.

Refractaire symptomen bij de terminale patiënt 6.3.

Bij sommige patiënten raken de symptomen niet of onvoldoende onder controle, ondanks alle beschikbare multidisciplinaire mogelijkheden. Deze zogenaamde refractaire symptomen worden door de patiënten en de omstaanders dikwijls als onaanvaardbaar ervaren. In de dagelijkse medische praktijk kunnen we dan met drie verschillende attitudes geconfronteerd worden.

- Fysische en psychische refractaire symptomen zijn dikwijls voor de clinici een morele en emotionele belasting. Het kan zijn dat een inefficiënte behandeling ofwel wordt voortgezet, ofwel wordt opgegeven ("stop er maar mee, het helpt niet... en we hebben geen andere mogelijkheden ...") en dat men zich zelfs distantieert van de stervende.

- Men vindt deze toestand van niet-gecontroleerde symptomatologie in de laatste levensfase onaanvaardbaar, wat tegenwoordig frequenter dan vroeger vertaald wordt in een vraag naar euthanasie. Velen vinden dat het in deze situatie voor de patiënt ethisch en legaal mogelijk moet zijn om met euthanasie op waardige wijze een einde te maken aan dat uitzichtloze lijden.
- Ten slotte is voor niet-gecontroleerde symptomatologie ook gecontroleerde sedatie mogelijk. Wanneer fysische of psychische symptomen een zeer duidelijke stress veroorzaken en refractair blijven tegen de ingestelde palliatieve therapie, zal de verlichting van het lijden voorrang hebben op alle andere beschouwingen en uitzonderlijk ook op het behoud van het bewustzijn. Gecontroleerde sedatie is in deze omstandigheden een humane behandelingsmogelijkheid die dan ook de voorkeur verdient wanneer, na aangepaste palliatieve zorgen, onbehandelbaar of refractair lijden blijft bestaan. Voor alle duidelijkheid herhalen we nog even de definitie.

6.3.1 Definitie

Gecontroleerde sedatie betekent binnen het geheel van de palliatieve zorgen een weloverwogen bewustzijnsverlaging tot het niveau dat vereist is om één of meerdere refractaire symptomen te verlichten, meer bepaald wanneer het voor alle betrokkenen (patiënt, familie en hulpverleners) duidelijk is dat de zieke in het aanschijn van de dood staat. Men heeft dus niet de bedoeling de dood te veroorzaken, noch het stervensproces te versnellen.

Gecontroleerde sedatie is zeker geen gemakkelijkheidsoplossing als antwoord op de stress van patiënt, familie of hulpverlener. Ze is ook niet een middel om op routineuze wijze pijncontrole na te streven, maar moet worden beschouwd als een uitzonderlijke therapeutische maatregel met specifieke indicaties.

Procedures van gecontroleerde sedatie 6.3.2

Een symptoom is refractair wanneer er consensus is bij alle betrokken partijen dat de patiënt ernstig lijdt en dat vredig en waardig sterven niet mogelijk is. Deze vaststelling komt er nadat het behandelend en verzorgend team ervaren heeft dat de klassieke therapieën geen resultaat opleveren en dat alle noodzakelijke consulten gevraagd zijn aan collega's of teams die gewoon zijn om deze symptomen te behandelen (o.a. palliatief "support team", pijnkliniek, psychiater, ...).

De volgende procedure wordt voorgesteld:

- Het ziekteproces evolueert op natuurlijke wijze verder. Dat moet vooraf duidelijk besproken worden met patiënt én familie.
- De intensiteit van sedatie die nodig is om symptomen te controleren, kan sterk verschillen van patiënt tot patiënt. Voor sommige patiënten is een sedatie met behoud van bewustzijn voldoende voor symptoomcontrole, zodat ze dus nog kunnen reageren op verbale stimuli, terwijl anderen een zo diepe sedatie nodig hebben dat iedere vorm van communicatie of reactie uitgesloten is. Het beoogde niveau van symptoomcontrole en de daarmee gepaard gaande graad van bewustzijnsvermindering moet – indien mogelijk – bepaald worden in overleg met de patiënt en de familie, nog vóór dat de sedatietherapie begint.
- Onverschillig welk farmacon moet bij iedere patiënt individueel getitreerd worden om symptoomverlichting te verkrijgen, en dat vooraleer er een onafgebroken onderhoudsbehandeling gebeurt op de laagst noodzakelijke onderhoudsdosis. Soms

zijn uitzonderlijk hoge dosissen noodzakelijk (in de medische vakliteratuur werden gevallen beschreven die tot 10 000 mg morfine parenteraal per dag of tot 60 mg midazolam parenteraal per uur nodig hadden). Gecontroleerde sedatie gebeurt meestal op continue wijze, maar kan in bepaalde omstandigheden na voorafgaand overleg met patiënt en familie intermittent worden toegepast. Door een kort werkend sedativum te gebruiken bestaat de mogelijkheid om – bij eventuele onderbreking – het bewustzijn van de terminale patiënt te herstellen.

- Zorgvuldige klinische bewaking door competente hulpverleners is noodzakelijk om een individueel aangepaste symptoomcontrole te bereiken en te behouden, onafhankelijk van de vereiste graad van bewustzijnsverlaging.
- Als symptoomcontrole bereikt is, worden nog slechts die parameters gevolgd, die noodzakelijk zijn om eventueel de dosis te optimaliseren in functie van het beoogde doel van de zorgverlening. De symptomatologie moet regelmatig gereëvalueerd worden tot aan de dood. Hartritme- en bloeddrukmetingen beïnvloeden de therapie in deze fase niet meer en mogen dus worden opgegeven.
- Gezien de potentiële gevolgen en de mogelijke misvattingen moeten vóór het starten van gecontroleerde sedatie bij de palliatieve en terminale patiënt volgende voorwaarden vervuld zijn:
  - De beslissing om gecontroleerde sedatie toe te passen wordt genomen in multidisciplinair overleg door het behandelend team en het palliatieve "support team" in dialoog met de patiënt (informed consent) en de familie.
  - Deze beslissing, het beoogde doel en de klinische opvolging worden op een geëigend formulier in het medisch dossier opgenomen.
  - De praktische procedure van voorschrijven, het toedienen

van de medicatie en het opvolgen van de patiënt moet gebeuren door een team dat in deze materie bijzondere ervaring heeft.
- Het formulier omtrent de beperkingen van therapie moet vooraf worden ingevuld.
- De familie moet steeds ondersteund worden.

- Wat de keuze van het farmacon betreft, zijn benzodiazepines, neuroleptica en barbituraten de meest aangewende medicaties, maar de lijst van gebruikte farmaca bevat ook opiaten, psychotrope drugs of een combinatie van deze. Er zijn geen gecontroleerde gegevens beschikbaar over de werkzaamheid van de verschillende farmaca. De selectie van de sederende medicatie is dus empirisch.

Bij patiënten die opiaten nemen voor pijn of dyspnoe, kan de dosis worden verhoogd om te pogen een sedatief effect te verkrijgen. Verwardheid en myoclonus kunnen echter verdere dosisverhoging verhinderen of het toevoegen van een tweede farmacon noodzakelijk maken. Benzodiazepines worden dikwijls gebruikt in deze situatie, maar kunnen ook alléén als sedativum gebruikt worden. Producten met een korte halfwaardetijd zoals midazolam, lorazepam e.d. verdienen de voorkeur.

Geagiteerde patiënten die niet gecontroleerd worden met neuroleptica zoals haloperidol of chlorpromazine, kunnen er voordeel bij hebben dat een benzodiazepine wordt toegevoegd.

Patiënten met een depressie of een angsttoestand kunnen soms met alléén een benzodiazepine gesedeerd worden. Terminale onrust kan met monotherapeutische benzodiazepines of één van de sederende neuroleptica (haloperidol of chlorpromazine, ...) behandeld worden. Met de sederende neuroleptica is intermittente gecontroleerde sedatie echter niet realiseerbaar, gezien de lange serum-halfwaardetijd van deze producten.

De erge angsttoestanden die ontstaan bij een massieve fatale bloeding kunnen het best met een snelwerkend benzodiazepine in een anesthetische dosis behandeld worden. Midazolam is dan het voorkeursproduct gezien zijn snel optredende werking en de flexibiliteit van toediening (IV, SC, IM, PO en rectaal) in een noodtoestand.

Wat de toedieningsweg betreft: de meeste farmaca kunnen IV (niet in bolus maar in traag debiet ...) gebruikt worden wanneer een veneuze toegangsweg beschikbaar is. Andere toedieningswegen zijn subcutaan, rectaal of via een gastrostomie.

6.3.3 Ethische beschouwingen

Sommigen stellen dat gecontroleerde sedatie bij de terminale patiënt een vermomming is voor euthanasie. Toch is er een fundamenteel verschil in de intentie: de dood is niet het doel, alhoewel hij zal optreden tijdens de sedatie, gezien de nabijheid van het levenseinde. De twee handelingen zijn ook verschillend in hun intrinsieke activiteit: een sederende dosis is geen dodelijke dosis. Dit verschil is - hoe klein ook – belangrijk als onderscheid tussen gecontroleerde sedatie enerzijds en hulp bij zelfdoding of euthanasie anderzijds.

De ethische rechtvaardiging voor gecontroleerde sedatie wordt in de internationale literatuur meestal verbonden met het principe van de daad met dubbel gevolg. Toch blijft dit een controversiële ethische duiding: het is immers niet altijd duidelijk of hetgeen materieel gebeurt, nog wel een daad met dubbel gevolg is.

Het lijkt ons daarom beter de mogelijkheid van gecontroleerde sedatie ethisch niet te verantwoorden aan de hand van dit argumentatiemodel, maar vooral te streven naar een zorgvuldige medisch-ethische afweging. Zoiets impliceert dat gecontroleerde sedatie overwogen kan worden als een evenredige therapeutische interventie om de mogelijkheid van menswaardig sterven waar te maken. De nadruk ligt niet zozeer meer op welk gevolg gewild is of welk niet, maar wel op de volwaardige gewetensafweging van de patiënt, de artsen die hem omringen, het verzorgend team en de naaste familieleden. Wanneer zij oordelen dat de toestand dermate uitzichtloos is geworden dat alleen gecontroleerde sedatie menswaardigheid in het stervensproces garandeert, dan wordt dat een ethisch verantwoorde keuze. Hiervoor kunnen we verscheidene argumenten aanhalen: de arts wordt niet gedwongen mee te werken aan een ethisch ongeoorloofde handeling (het doden van een terminale patiënt), terwijl toch symptoomcontrole bereikt kan worden; dit proces kan in alle openheid met de patiënt en de familie worden besproken; indien mogelijk kan de patiënt overleg plegen met de behandelende arts en de meest nabije naastbestaanden. Kortom: hierdoor wordt een menswaardig stervensproces mogelijk.

Tegenstanders waarschuwen ervoor dat men door gebruik te maken van gecontroleerde sedatie bij het levenseinde, de patiënten in de steek laat op een ogenblik dat ze het meest nabijheid en empathie nodig hebben. Omgekeerd echter zal een lijdende patiënt, een erg geagiteerde en/of rusteloze patiënt met ondraaglijke symptomen weinig of niets kunnen doen om zichzelf en zijn familie op enigerlei wijze voor te bereiden op de dood. Sedatie met bewustzijnsverlaging op maat van de individuele patiënt maakt een individuele terminale zorg met empathie van de familie en de hulpverleners én tegelijkertijd verlichting van ondraaglijk lijden mogelijk.

6.4 *Besluit*

De commissie heeft met haar verschillende adviezen steeds tot doel de menswaardige verzorging van patiënten te bevorderen. Gecontroleerde sedatie is zeldzaam geïndiceerd, maar kan een noodzakelijk en nuttig hulpmiddel zijn in het palliatieve zorgenproces bij terminale patiënten. Ze stelt de arts in staat de terminale patiënt met refractaire symptomatologie de zorgen aan te bieden die het hem mogelijk maakt op een menswaardige wijze zijn laatste dagen door te brengen. Daarom staat de commissie gunstig tegenover de ontwikkeling van een klinisch onderzoeksprotocol i.v.m. gecontroleerde sedatie. Het is immers noodzakelijk dat dit type van zorgenverstrekking getoetst wordt en dat ervaringen ontwikkeld worden om optimale palliatieve zorgen voor de terminale patiënt met refractaire symptomen in het aanschijn van de dood mogelijk te maken.

7 Standpunt van de commissie voor medische ethiek in het debat over euthanasie (2000)

De moderne westerse mens koestert de illusie dat alles maakbaar is en aanvaardt steeds moeilijker de confrontatie met onmacht en grenzen. Dat geldt niet enkel voor de zwaar zieke en zijn familie, maar evenzeer voor de gezonde mens, die zich wil indekken tegen toekomstige onmacht. Ook de arts weet soms geen raad meer met zijn gevoelens van onmacht. De nieuwste ontwikkelingen in de geneeskunde bieden hem zoveel technologische mogelijkheden dat hij soms moeilijk kan aanvaarden dat de ziekte het laatste woord heeft. Het ontbreken van een religieus en/of spiritueel zingevend perspectief dat de dood overstijgt, zoals dat nu dikwijls het geval is in onze geseculariseerde samenleving, maakt deze onmacht voor arts en patiënt nog moeilijker om te aanvaarden. Het is dan ook niet verwonderlijk dat het debat omtrent een wettelijke regeling voor euthanasie (opzettelijke levensbeëindiging op verzoek van de patiënt) aan de orde van de dag is.

De ervaring die opgedaan is in o.a. de kankerafdelingen van onze Universitaire Ziekenhuizen leert dat de vraag naar euthanasie bijna altijd verdwijnt, én dit wars van ideologische principes, wanneer de patiënt in een openhartig gesprek concrete informatie krijgt over de opvang die hem kan worden geboden. De niet-curatieve geneeskunde biedt immers vele mogelijkheden. Nooit voorheen was er een zulke brede waaier van therapeutische opties om het comfort van de terminale patiënt te bevorderen. Het betreft hier niet enkel pijnstilling, maar ook middelen tegen braken, hikken, slikstoornissen, enz.

De therapeutische verbetenheid, waarvoor zoveel patiënten beducht zijn, wordt steeds duidelijker onderkend en vermeden. Geformaliseerde codes zijn uitgewerkt en worden gebruikt met betrekking tot het niet starten of het afbouwen van zinloos geworden therapieën; aldus vermijdt de arts onevenredige medische handelingen te stellen. In de Intensieve-Zorgen-afdelingen worden medische interventies stopgezet wanneer blijkt dat de zieke geëvolueerd is naar een onomkeerbare toestand van belangrijk orgaanfalen. Dit stopzetten van zinloos geworden levensverlengende therapieën mag uiteraard niet gelijkgesteld worden met actieve levensverkorting, zoals sommigen ten onrechte beweren.

De palliatieve zorgen beogen een zo maximaal mogelijk somatisch, psychisch, relationeel en spiritueel comfort aan de zieken te geven, door tegemoet te komen aan hun specifieke noden, behoeften en verlangens. Hulpverleners en familie zijn dus niet meer onmachtig in hun inspanning om de zieke waardig te laten sterven, d.w.z. hem de kans te bieden tot het einde te mogen ervaren dat voor hemzelf en anderen zijn eindigend leven nog waardevol is.

Het debat over euthanasie gaat grotendeels voorbij aan deze verworvenheden van de hedendaagse geneeskunde. We hebben ons dan ook de vraag gesteld wat binnen een Faculteit Geneeskunde kan en moet worden gedaan om tegemoet te komen aan de maatschappelijke bezorgdheid inzake de medische omgang met het eindigende leven.

De Faculteit Geneeskunde heeft een belangrijke rol bij het opleiden van haar studenten, toekomstige huisartsen of specialisten, in de opvang van de specifieke behoeften van stervenden, niet enkel door formeel onderricht maar ook door concrete aanwezigheid (onderzoek, dienstverlening e.d.) in de verschillende vormen van terminale en palliatieve zorg. Studenten geneeskunde moeten dus niet alleen opgeleid worden in pijn- en symptoomcontrole; het komt de arts tevens toe om samen met het verzorgend team de lijdende mens in zijn vertwijfeling te helpen. Ook deze attitude moeten we aanleren aan de studenten. Nabijheid bij de extreem hulpeloze is immers een belangrijk symbool van een zorgzame samenleving, waarin iemand nog durft geloven in de deugdzaamheid en de zorgen van de ander. De student moet hierbij ook vertrouwd gemaakt worden met de problematiek van zingeving en rekening leren houden met de religieuze en/of levensbeschouwelijke visie van elke patiënt.

De Faculteit Geneeskunde moedigt al 15 jaar lang diepgaande bezinning aan omtrent medische handelingen bij het levenseinde binnen haar commissie voor medische ethiek. De uitgebrachte adviezen leiden tot een radicale afwijzing van elke vorm van therapeutische verbetenheid. Via het beperken van therapieën, het adequaat bestrijden van pijn en andere symptomen en het hanteren van de mogelijkheid van gecontroleerde sedatie wordt menswaardig sterven mogelijk. Voor de commissie blijft het onderscheid tussen «doden» en «laten sterven» wel essentieel: in het eerste geval veroorzaakt de arts op actieve wijze de dood;

in het tweede geval aanvaardt hij zijn onmacht m.b.t. het ziekteverloop en laat hij het eindigend leven uitdoven, terwijl hij maximale inspanningen doet om de symptomen te controleren en het comfort van de patiënt te bevorderen. De commissie aanvaardt dat er zeer uitzonderlijk echte medische dilemma's voorkomen, die om een geëigende aanpak vragen en in alle openheid - ruimer dan onder medici - moeten kunnen worden besproken.

De commissie voor medische ethiek wenst alle verdere inspanningen te ondersteunen die maken dat de «goede dood» iets anders te betekenen heeft dan het «opzettelijk levensverkortend handelen». Ze heeft dan ook ernstige bezwaren tegen ieder wetsvoorstel dat euthanasie uit het strafwetboek zou halen en ze wordt hierbij gesteund door de Academische Fractie van de Faculteit Geneeskunde, K.U.Leuven.

DEEL III

ADVIEZEN VAN DE COMMISSIE VOOR MEDISCHE ETHIEK INZAKE DE ARTS-PATIËNTRELATIE

ADVIES I.V.M. HET VERSTREKKEN VAN INFORMATIE AAN PATIËNTEN, FAMILIE EN DERDEN (1979, 1986, 1993)

Inleiding

Het uitwisselen van informatie is een van de hoekstenen van de relatie tussen arts en patiënt. Ook anderen, familie en derden, kunnen om informatie over een patiënt verzoeken. In deze situaties moet erover gewaakt worden dat vertrouwelijke informatie over een zieke niet voor iedereen vrij toegankelijk wordt. Ofschoon de Code voor Geneeskundige Plichtenleer en de Europese Handleiding voor Medische Ethiek hierover een aantal principes hebben geformuleerd, heeft de commissie voor medische ethiek van de Faculteit der Geneeskunde, K.U.Leuven, al in het verleden gemeend dat het nuttig zou zijn aan de stafleden, artsen in opleiding van de Universitaire Ziekenhuizen, verpleegkundigen en paramedici een concrete handleiding ter beschikking te stellen.

Een eerste uitgave verscheen in 1979, een herwerkte versie in 1986. De huidige versie (1993) houdt rekening met een aantal recente ontwikkelingen: enerzijds de in 1992 verschenen wet op de Landverzekeringsovereenkomst, die de regels over het verschaffen van informatie aan verzekeringsmaatschappijen drastisch heeft gewijzigd; anderzijds de toenemende klemtoon op het begrip «informed consent» of "geïnformeerde toestemming" en de eraan voorafgaande informatieplicht.

Aan regelgeving gaan een aantal basisopties vooraf. De basisoptie die hier voor de arts-patiëntrelatie wordt aangenomen, is die van de samenwerkingsrelatie. Momenteel maken we een soort pendelbeweging mee van het ene naar het andere uiterste: van paternalisme naar de eenzijdige beklemtoning van de autonomie van de patiënt. Op basis van zijn kennis, zijn kunde en zijn ervaring is het uiteraard goed te begrijpen waarom de arts de lei-

dende rol in de medische relatie wordt toebedeeld. De patiënt vertrouwt zich toe aan de medisch deskundige in de hoop of met de wens dat de arts weet wat het beste voor hem is. Deze relatie wordt pas problematisch als de arts deze afhankelijkheidspositie van de patiënt zou misbruiken, de patiënt in het ongewisse laten over de diagnose en het verdere verloop van de behandeling, waardoor de patiënt verder in zijn afhankelijkheidspositie wordt bestendigd. Het andere uiterste radicaliseert het zelfbeschikkingsrecht van de patiënt als autonome verbruiker van het medisch aanbod. Dikwijls wordt het contact tussen de arts en de patiënt dan teruggeschroefd tot een wantrouwensrelatie, waarbij ieder probeert zichzelf zoveel mogelijk af te schermen tegen de bedreigende mogelijkheden van de andere. De samenwerkingsoptie, die aan dit advies ten grondslag ligt, is een middenweg tussen beide uitersten, ligt in de lijn van een waarachtig beleefde solidariteit en biedt bescherming tegen de geradicaliseerde autonomie van de arts of van de patiënt.

1 Het verstrekken van medische informatie aan de patiënt

De arts-patiëntrelatie is ten gronde een samenwerkingsrelatie, met als uiteindelijk doel het voorkomen, helen of verzachten van het lijden van de patiënt. In zekere mate kan de samenwerking beschouwd worden als een uitwisseling van verhalen; de patiënt komt met het verhaal van zijn klachten; hij verwacht van de arts, na grondig onderzoek, een hertalen van zijn verhaal, dat hem inzicht geeft in de aard van de aandoening.

Hierbij zijn er een aantal wezenlijke aandachtspunten:

- Inzicht heeft een helende waarde

Inzicht in de aard van de aandoening heeft op zichzelf een helende waarde, omdat het desgevallend angsten wegneemt, of de patiënt motiveert om zijn levenswijze aan te passen, of het mogelijk maakt maatregelen te nemen om hervallen te voorkomen.

- Het motiveren van aanvullende onderzoekingen of behandelingen

De arts kan niet altijd van bij de aanvang een precieze diagnose stellen; aanvullende onderzoekingen zijn dan nodig. Op dat ogenblik zal de arts deze aanvullende onderzoekingen motiveren vanuit de klachten van de patiënt, hij zal wat uitleg over deze diagnostische procedures verstrekken, vooral wanneer zij onaangenaam zijn of een aanzienlijk risico inhouden. Klachten van patiënten steunen meestal op een ervaring van gebrekkige informatie.

«Behalve in spoedeisende gevallen wordt de arts geacht de patiënt inlichtingen te verstrekken over de te verwachten resultaten en gevolgen van de behandeling. Hij zal de toestemming van de patiënt vragen, vooral wanneer de voorgestelde behandelingen een ernstig risico inhouden (Art. 4 van de Europese Handleiding voor de Medische Ethiek).»

Op deze wijze vestigen de Orden van Geneesheren van de Europese gemeenschap de aandacht op de noodzaak van de toestemming van de patiënt. Dat geldt in het bijzonder als de diagnostische of therapeutische procedures van die aard zijn, dat ze – bij niet geïnformeerde toestemming – de patiënt in een toestand van volkomen afhankelijkheid en onwetendheid achterlaten.

Vervolgens geldt dat ook in de gevallen waarin de verwikkeling frequent is, waarin er aanzienlijke risico's zijn verbonden met de behandeling of waarin de afloop van een bepaalde ingreep niet altijd voorspelbaar is. De toestemming dient met vermelding van datum genoteerd te worden in het dossier. Bij medisch-somatische handelingen voor andere dan strikt somatische indicaties (esthetische chirurgie, enz.) is het wenselijk de patiënt steeds een formulier «toestemming na informatie» te laten ondertekenen.

In andere gevallen dient de toestemming van de patiënt niet uitdrukkelijk te worden gevraagd. Gelet op de aard van de ingreep (weinig riskant; afloop voorspelbaar) en het gedrag van de patiënt waaruit blijkt dat hij zich niet tegen de voorgestelde procedure verzet, mag in die gevallen worden uitgegaan van de verondersteide toestemming.

Zowel de veronderstelde toestemming als de gevraagde toestemming moeten voorafgegaan worden door informatie. Het vooraf bespreken van de medische behandeling dient te gebeuren in een context van vertrouwen en dient vooral ingegeven te worden door het belang van de patiënt, en dus niet te zeer door defensieve overwegingen. Het zou immers een miskenning betekenen van de complexe realiteit, indien men de toestemming van de patiënt louter op zichzelf zou beschouwen. Het vragen en geven van toestemming dient gestalte te krijgen in soms uitermate kwetsbare menselijke relatiepatronen, waardoor zin voor behoedzaamheid en maat eerder oriënterend moet zijn dan een radicale interpretatie van toestemming na informatie.

Vaak zijn patiënten emotioneel kwetsbaar of vertoeven zij in een situatie waarin het voor hen moeilijk wordt waarden en onwaarden af te wegen. De kracht van een goed uitgebouwde vertrouwensrelatie tussen arts en patiënt houdt echter in dat er gestreefd wordt naar een zo groot mogelijke betrokkenheid van de patiënt. Als omstandigheden de toestemming van de patiënt onmogelijk maken, dan dient de arts te handelen in overeenstemming met de vermoede wil van de patiënt. Hierbij kan het ook nuttig zijn overleg te plegen met personen die het vertrouwen van de patiënt genieten.

Informatiebrochures over diagnostische en therapeutische procedures zijn op talrijke hospitalisatie- of poliklinische afdelingen aanwezig; zij kunnen een belangrijk hulpmiddel zijn.

- Eén arts is verantwoordelijk voor het geheel

Meer en meer werkt de geneeskunde met interdisciplinaire teams. Dat heeft onderling tot een taakverdeling geleid die voor de patiënt soms zeer verwarrend kan overkomen. Daarom is het noodzakelijk dat de patiënt één arts kan herkennen als zijnde de persoon die uiteindelijk de verantwoordelijkheid heeft voor het geheel: de verantwoordelijke supervisor.

Dit heeft belangrijke implicaties:

a Artsen in medisch-technische diensten, consulenten, verpleegkundigen, aalmoezeniers, pastoraal en sociaal werkers beperken zich bij het verstrekken van informatie en verwijzen voor verdere inlichtingen naar de behandelende arts.

b Het is essentieel dat de uitleg aan de patiënt coherent is: het verstrekken van informatie over diagnose, behandeling en prognose is een belangrijke taak van de verantwoordelijke arts van de afdeling. Opdat supervisor en assistenten een coherente houding aannemen, moet aan dit aspect voldoende aandacht besteed worden tijdens de patiëntenbespreking. Vooral wanneer het om een diagnose met ernstige prognose gaat, zal de arts-assistent vermijden zelf zonder voorafgaand overleg informatie over diagnose en prognose aan de patiënt te verstrekken. Verwarring bij de patiënt in een kritische fase van zijn leven moet vermeden worden en dat is enkel mogelijk door een eenduidige informatieverstrekking.

c Het dossier dient de naam van de verantwoordelijke supervisor te vermelden.

• De waarde van niet-verbale vormen van communicatie

Bij de omgang met de patiënt zijn ook niet-verbale vormen van communicatie belangrijk. De arts moet door zijn vriendelijke en voorname houding, die tevens deskundigheid uitstraalt, zijn verzorgde voorkomen en woordkeuze het vertrouwen wekken van de patiënt. De patiënt moet het gevoel hebben dat de arts hem zijn volle aandacht geeft, zich invoelt in zijn situatie en zich tijdens het gesprek zo weinig mogelijk door andere activiteiten laat afleiden.

• Het al dan niet achterhouden van informatie

Een samenwerkingsrelatie impliceert wederzijds vertrouwen. De arts benadert de patiënt als een volwaardige gesprekspartner, geeft uitleg met woorden die de patiënt begrijpt, gaat na of de uitleg tot de patiënt is doorgedrongen en of het gewenste ziekte-inzicht is bereikt. De arts houdt enkel informatie achter wanneer hij er persoonlijk van overtuigd is dat deze informatie schade zou berokkenen aan de patiënt (negatief-nuteffect).

«In principe moet de prognose aan de patiënt worden meegedeeld. Een erge prognose evenwel mag terecht voor de zieke verborgen worden gehouden… (Art. 33 van de Code van Geneeskundige Plichtenleer).»

De informatieplicht houdt op te bestaan wanneer door het vernemen van de volle waarheid het functioneren van de patiënt eerder geblokkeerd dan bevorderd zal worden. De medische informatie mag nooit van die aard zijn dat aan de patiënt elke onmogelijkheid van «denial (ontkenning)» ontnomen wordt. Eenieder heeft immers een zekere graad van ontkenning nodig om verder te kunnen leven. Het mag niet zijn dat de arts een patiënt informatie onthoudt enkel om het zichzelf gemakkelijker te maken (vb. om een lastig gesprek te vermijden).

Hierbij zijn er enkele aanvullende opmerkingen:

a Meer en meer kunnen op zich kwaadaardige aandoeningen adequaat behandeld worden door weliswaar drastische therapeutische maatregelen. Die zullen beter aanvaard worden wanneer de patiënt op de hoogte is van de ernst van de toestand.
b Bij sommige patiënten met overdraagbare aandoeningen (vb. AIDS) moet de diagnose meegedeeld worden, ook al is de prognose zeer somber, onder meer om de naastbestaanden te beschermen. In zulke situatie is het zeer wenselijk dat de behandelende geneesheer zich laat begeleiden door een deskundige terzake, zodat de patiënt meteen antwoord kan krijgen op zijn vragen en zich verder begeleid weet.
c Bij een patiënt met een ongeneeslijke, snel evoluerende aandoening kan het niet meedelen van de juiste diagnose een crisis in de vertrouwensrelatie teweegbrengen. Het is dus nodig de verstrekte informatie met verloop van tijd aan te passen. Wanneer de patiënt evenwel geen expliciete vragen stelt, mag men ervan uitgaan dat hij de vermoede harde waarheid wenst te ontkennen. In ieder geval moet bij de patiënt met een noodlottige prognose de situatie minstens als gevaarlijk bestempeld worden, zodat hij de kans krijgt op spiritueel en materieel vlak de maatregelen te nemen die hij wenst. Sommige patiënten denken niet of vrij laat aan de wenselijkheid bepaalde handelingen te verrichten, zoals het opstellen van een testament, het geven van een volmacht, het vervullen van formaliteiten i.v.m. bank, pensioen, sociale voordelen e.d. Anderen hebben wellicht onvoldoende kennis van de betekenis die met bepaalde zaken gemoeid kan zijn en komen daarom niet spontaan tot

een beslissing of een keuze. Er moet gepoogd worden op discrete en neutrale wijze de nodige wenken of informatie te geven. Het is niet zeker dat de informatie in de opvangbrochure in voldoende mate wordt gelezen of de aandacht trekt. Zowel artsen, als hoofdverpleegkundigen, als sociaal assistenten, kunnen tijdens de sociale anamnese op discrete wijze de aandacht op deze handelingen vestigen.

d De patiënt die op de hoogte is van een noodlottige prognose op korte termijn, moet erop kunnen vertrouwen dat hij niet in de steek gelaten zal worden.

- Het noteren van verstrekte informatie

Het medisch dossier moet een rubriek bevatten die de aan de patient verstrekte informatie vermeldt, inzonderheid wanneer ze onvolledig geweest zou zijn. De huisarts moet op de hoogte worden gebracht over de inhoud van de in het ziekenhuis verstrekte informatie. De verpleegkundigen dienen geïnformeerd te zijn over de aan de patiënt verstrekte informatie.

2 Het opvangen van klachten van de patiënt over het medisch gebeuren

Wanneer samenwerking als uitgangspunt wordt genomen van de arts-patiëntrelatie, houdt dat in dat aan klachten van de patiënt de nodige aandacht dient te worden besteed, zonder dat daarbij onmiddellijk een verdedigende houding wordt aangenomen. De klacht kan ontleed worden tijdens de patiëntenbespreking. Er zijn verschillende soorten klachten:

Klachten omtrent medische handelingen 2.1

Hierbij zijn er nog verschillende mogelijkheden

Zonder lichamelijke schade 2.1.1

Dit zijn meestal klachten naar aanleiding van een medische handeling die door de patiënt als onredelijk belastend werd ervaren, hoewel geen lichamelijke schade werd berokkend aan de patiënt.

Hierbij kan nagegaan worden of vóór en tijdens de handeling aan de patiënt voldoende informatie is gegeven, zodat hij niet onvoorbereid, onwetend, en dus onvrij aan de handeling onderworpen is geweest. Wanneer aanvrager en uitvoerder van de handeling niet dezelfde persoon zijn, kan overleg tussen beiden nodig zijn om in de toekomst herhaling van de klacht in de mate van het mogelijke te vermijden.

Een verhelderend gesprek tussen de patiënt en de verantwoordelijke supervisor zal dit misverstand meestal uit de weg ruimen.

Met lichamelijke schade 2.1.2

Dit zijn klachten naar aanleiding van lichamelijke schade ondervonden door een patiënt die een medische handeling heeft ondergaan.

Indien de schade klaarblijkelijk te wijten is aan een verwikkeling, doen zich de volgende mogelijkheden voor: 2.1.2.1

a de patiënt was vooraf op de hoogte gesteld van de mogelijke verwikkeling. In dat geval kan men verwijzen naar het vroeger gesprek en de maatregelen bespreken die genomen zullen worden om de verwikkeling zo goed mogelijk op te vangen.

b De patiënt was niet vooraf op de hoogte gesteld van de mogelijke verwikkeling. De verantwoordelijke supervisor zal dan wijzen op het onverwachte van de verwikkeling en zal op een zakelijke manier uitleggen hoe de verwikkeling tot stand is gekomen en hoe men ze zal proberen te verhelpen. Deze taak is delicaat, omdat de verantwoordelijke supervisor en de uitvoerder van de handeling niet altijd dezelfde persoon zijn.

c De patiënt biedt zich aan met een verwikkeling van een handeling die elders is gebeurd: een andere dienst van het Universitair Ziekenhuis of een ander ziekenhuis. Opnieuw is een zakelijke benadering nodig. Er wordt objectieve informatie gegeven, maar met respect voor de collegialiteit. Tenzij de patiënt zich verzet, lijkt het raadzaam de betrokken collega van het verdere verloop op de hoogte te houden.

2.1.2.2 De lichamelijke schade is klaarblijkelijk niet veroorzaakt door een verwikkeling maar door een handelen of nalaten dat manifest of mogelijkerwijze als onzorgvuldig medisch handelen kan worden beschouwd. De patiënt dient in een dergelijk geval op dezelfde wijze te worden opgevangen als hierboven werd beschreven. Dat betekent dat maatregelen worden besproken om de gevolgen te verhelpen. Over de oorzaak van de lichamelijke schade spreekt men zich niet uit, en men vermijdt over fout, tekortkoming en dergelijke te spreken. In ieder geval dient zonder verwijl de volgende procedure voor administratieve afhandeling van de klacht te worden gestart. De klacht wordt meteen aan het diensthoofd meegedeeld, die dan contact neemt met de diensten van de Algemene Coördinatie van de Universitaire Ziekenhuizen. Meent iemand bij onderzoek of behandeling van een patiënt een dergelijk schadegeval dat zich heeft voorgedaan binnen de Universitaire Ziekenhuizen, vast te stellen, dan dient hij zijn diensthoofd en de collega die mogelijk het schadegeval heeft veroorzaakt hiervan op de hoogte te stellen. Dit diensthoofd pleegt overleg met het diensthoofd van de collega; de laatste contacteert de diensten van de Algemeen Coördinator. Dezelfde procedure dient te worden gevolgd bij manifest onzorgvuldig medisch handelen, ook al is er geen klacht geformuleerd.

Klachten omtrent lange wachttijden, gebrekkige infrastructuur, paramedische begeleiding enz. 22

Indien deze klachten gegrond zijn, dienen zij eveneens de nodige aandacht te krijgen. Eerst zal gekeken worden of een reorganisatie binnen de dienst de klacht kan verhelpen. Zo niet kan het diensthoofd het probleem, met suggesties voor oplossingen, voorleggen aan de directie van de Universitaire Ziekenhuizen. Tevens is het nuttig de voorzitter van de Medische Raad of de voorzitter van de Commissie Kwaliteitszorg bij het probleem te betrekken.

Het verstrekken van medische informatie aan naastbestaanden 3

Een integrale benadering van de patiënt (naast zijn fysieke ook zijn psychische en sociale dimensie) is belangrijk: het informeren van naastbestaanden moet in deze context worden gezien.

Algemene beschouwingen 3.1

Bij de opneming van de patiënt wordt hem gevraagd aan wie van de naastbestaanden informatie mag of moet verschaft worden. Dit moet worden genoteerd in het dossier en regelmatig opgevolgd, gezien de patiënt van mening kan veranderen. Bij kinderen wordt informatie meegedeeld aan de ouders of aan diegenen die de duidelijke verantwoordelijkheid voor het kind dragen.

Wanneer een onbekende inlichtingen vraagt, wordt discreet naar zijn identiteit gevraagd. Telefonische inlichtingen worden alleen verschaft, wanneer diegene die erom verzoekt duidelijk geïdentificeerd kan worden.

Op diensten waar de medische staf onregelmatig aanwezig is, plant men het best een spreekuur; maar op diensten waar kritisch zieke patiënten zijn opgenomen, moet steeds een verantwoordelijk geneesheer voor informatie beschikbaar zijn.

De inhoud van de verschafte informatie moet duidelijk in het dossier vermeld worden, zeker in die gevallen waarbij transfer van de patiënt naar een andere dienst waarschijnlijk is.

3.2 *Informatiebeleid in uitzonderlijke gevallen*

3.2.1 Meedelen van afzien van cardiorespiratoire reanimatie

Nadat de beslissing unaniem door de behandelende staf is genomen om van cardiorespiratoire reanimatie af te zien, moet ze duidelijk in het medisch dossier worden vermeld, met datum en uur en handtekening van de verantwoordelijke supervisor. Tevens zal met tact aan de familie gezegd worden dat - gezien de uitzichtloze situatie - eventuele reanimatie van de patiënt niet meer verantwoord is. De patiënt moet nadien de nodige aandacht blijven krijgen en zijn comfort moet maximaal gegarandeerd blijven.

3.2.2 Stopzetten van medische acten bij patiënten in persisterend vegetatieve status (PVS)

Het informatiebeleid is hier hetzelfde als hetgeen besproken onder 3.2.1. Maar er zijn nog enkele extra aandachtspunten.

Vooreerst is de persisterend vegetatieve status een chronische situatie die zich vaak progressief en traag heeft ingesteld. Zeer regelmatig overleg met de familie en duidelijk bespreken van de evolutie van de patiënt is essentieel. Naar gelang van de draagkracht van de familie kan vervolgens omzichtig en met tact vermeld worden dat van verdere medische acten wordt afgezien. Aangezien hieronder ook het toedienen van intraveneuze of sondevoeding wordt verstaan, moet dit pas gebeuren nadat duidelijk is dat de familie deze moeilijke situatie aankan en vooral begrepen heeft dat zulks voor de patiënt geen lijden betekent, maar de mogelijkheid biedt het natuurlijk stervensproces te laten gebeuren. Ook hier is het essentieel dat de verzorging en de aandacht voor de stervende patiënt nadien maximaal wordt voortgezet.

Informeren van familieleden bij orgaanprelevatie 3.2.3

De Belgische wet op orgaanprelevatie met betrekking tot orgaan- en weefseltransplantaties bepaalt dat bij overleden patiënten organen kunnen worden weggenomen indien de patiënt bij leven hiertegen geen verzet heeft aangetekend, en dat zoiets kan gebeuren zonder dat de familie hierover moet ingelicht te worden. Dit berust vooral op de bedenking dat het in de meeste omstandigheden voor de familie psychologisch onmogelijk is om de verscheurende keuze te maken tussen het niet-toelaten van prelevatie (wat emotioneel vaak als lijkschennis wordt ervaren) en het ontnemen van transplantatiekansen aan hulpbehoevende patiënten die op de transplantatiewachtlijsten zijn ingevoerd. Anderzijds dient respect opgebracht te worden voor het recht tot maximale informatie aan de familie. Er dient een houding aangenomen te worden die het de familie mogelijk maakt, zonder haar expliciet hiertoe te dwingen, om vragen, bedenkingen of weerstand over orgaanprelevatie te uiten.

Daarom moet, nadat het overlijden van de patiënt aan de familie is meegedeeld, een verantwoordelijk staflid bij het groeten van het lijk aanwezig zijn om vragen (bv. in verband met het voortzetten van beademing) te beantwoorden. Wanneer verwanten in de eerste graad verzet uitdrukken, wordt niet tot prelevatie overgegaan.

Wanneer de familie verzoekt het lijk te groeten, waneer de prelevatieprocedure al bezig is, moet meegedeeld worden dat de orgaanprelevatie wordt uitgevoerd.

4 Het verstrekken van medische informatie ten behoeve van derden

Vele diensten en afdelingen van de Universitaire Ziekenhuizen krijgen geregeld een verzoek om inlichtingen over een patiënt ten behoeve van ziekenfondsen, verzekeringsorganisaties, politie en dergelijke. Informatie kan gevraagd worden via de patiënt zelf of zijn rechtstreekse familie, door een arts of door een niet-arts.

4.1 *Het verstrekken van geschreven informatie aan de patiënt*

"De geneesheer heeft het recht, maar is niet verplicht aan een patiënt, die hem erom verzoekt, een getuigschrift over zijn gezondheidstoestand te overhandigen. De geneesheer mag een getuigschrift weigeren. Hij alleen beslist over de inhoud en de wenselijkheid om het aan de patiënt te overhandigen. Wanneer een patiënt om een getuigschrift verzoekt met het oog op sociale voordelen, mag de geneesheer hem dit getuigschrift afleveren maar moet hij het voorzichtig en discreet opstellen; hij mag dat getuigschrift met de goedkeuring van zijn patiënt of diens naastbestaande zo nodig ook rechtstreeks overhandigen aan de geneesheer van de instelling, waarvan de toekenning van de bedoelde sociale voordelen afhangt (Art. 67 van de Code van Medische Plichtenleer)."

"De door de verzekerde gekozen arts geeft de verzekerde, die erom verzoekt, de geneeskundige verklaringen die voor het sluiten of het uitvoeren van de overeenkomst nodig zijn (…) (Art. 95 van de wet op Landverzekeringsovereenkomst (26.06.1992)."

Concreet komt het hierop neer, dat voor elke risicoverzekering te land, de patiënt (de verzekerde) vanwege de verzekeraar een verzoek kan krijgen om bepaalde elementen nopens zijn ziekte of letsel over te maken en dat de behandelende arts die gevraagde gegevens aan zijn patiënt moet overhandigen. In de voorafgaande parlementaire stukken werd het aldus bepaald: "geheimhouding, zaak van de zieke". Gezien deze wet, vervalt uit bovenvermeld Art. 67 van de Code de zin: "De geneesheer mag een getuigschrift weigeren", wanneer de patiënt om getuigschriften of verslagen verzoekt ten behoeve van een verzekeringsmaatschappij (autoverzekering, gezinsverzekering, verzekering dagelijkse vergoedingen, hospitalisatieverzekering enz.). Dat is een totale ommezwaai t.o.v. wat tot op heden gebruikelijk was. Wat de concrete uitreiking betreft, zie ook paragraaf 4.2.3, over het verstrekken van geschreven informatie aan de adviserende arts van een verzekeringsmaatschappij.

De patiënt kan ook om een getuigschrift verzoeken met het oog op het verwerven van een sociaal voordeel: het betreft documenten bestemd bv. voor het Vlaams Fonds voor de sociale integratie van personen met een handicap of voor het bijzonder Solidariteitsfonds van de Ziekteverzekering, e.d. In dit geval blijft art. 67 uit de code van Geneeskundige Plichtenleer van toepassing. Meestal wordt een vast formuliertype voorgelegd. Na goedkeuring door de patiënt kan zo nodig daarop aansluitend verdere informatie worden verstrekt, steeds rekening houdend met de geest van bovenvermeld art. 67.

Het verstrekken van geschreven informatie aan een arts 4.2

Als inleidende opmerking kunnen we stellen dat de behandelende arts (specialist of huisarts), in de mate dat hij objectief is, op ondubbelzinnige wijze de belangen van zijn patiënt kan behartigen. Hij behoort daarom niet louter als bron van medische informatie te worden beschouwd, maar als een volwaardige gesprekspartner bij de bepaling van de tijdelijke en bestendige schade.

4.2.1 De huisarts

De huisarts, die rechtstreeks bij de behandeling van de patiënt betrokken is, moet over de nodige medische en medisch-administratieve gegevens beschikken. Er wordt verondersteld dat de huisarts de nodige discretie in acht neemt, ook tegenover de patiënt. Hetzelfde geldt voor andere collegae, die zijdelings bij diagnose of behandeling betrokken worden.

4.2.2 De medisch adviseur van de mutualiteit

Deze arts moet enkel de medische gegevens ontvangen over de feiten waarnaar hij concreet informeert. Het kan ook gebeuren dat een patiënt verzaakt aan de tussenkomst van de ziekteverzekering; in dat geval wordt hij geacht dat aan zijn behandelende arts te melden.

4.2.3 De adviserende arts van een verzekeringsmaatschappij

Een verzekeringsmaatschappij streeft winst na. Dat geldt evenzeer voor de maatschappij waarbij een werkgever zich verzekert tegen de arbeidsongevallen die zijn werknemers kunnen overkomen als voor een maatschappij die burgerlijke aansprakelijkheid verzekert (autoverzekering, gezinsverzekering, beroepsverzekering e.d.). Anderzijds zullen zij wel de medische kosten, de loonderving en de eventuele invaliditeitsvergoeding moeten dragen. Daartoe moeten de bewijsstukken worden bezorgd. De Wet op de Landsverzekeringsovereenkomst (26.06.1992, B.S. 20.08.1992) bepaalt in art. 95, medische informatie, wat volgt: “De door de verzekerde gekozen arts geeft de verzekerde die erom verzoekt, de geneeskundige verklaringen die (...) voor het uitvoeren van de overeenkomst nodig zijn". De Nationale Raad van de Orde van Geneesheren is van mening dat geneeskundige verklaringen bij voorkeur, met toestemming van de patiënt, rechtstreeks aan de adviserende arts van de verzekeraar worden bezorgd. Onder geneeskundige verklaringen verstaan we objectieve aanduidingen (klinische gegevens en relevante documenten) nopens het concrete schadegeval. Belangrijk hierin is, dat die adviserende arts zich kenbaar maakt met naam, privé adres en inschrijvingsnummer bij de provinciale raad van de Orde der Geneesheren, zodat deze gegevens met zekerheid bij hem terechtkomen. Hij zal bovendien het schadegeval duidelijk omschrijven (datum, plaats van het gebeurde), zodat er bij de behandelende arts geen misverstand kan ontstaan omtrent de letsels waarover informatie wordt gevraagd.

Men zal vooraf aan zijn patiënt vragen of hij ermee instemt, of er destijds – bij het afsluiten van de verzekeringsovereenkomst – mee ingestemd heeft, dat nopens zijn ziekte/letsel medische informatie aan deze adviserende arts wordt verstrekt. Is de patiënt niet langer opgenomen in het ziekenhuis, dan dient de verzekeraar er zelf voor te zorgen dat de gewezen patiënt zijn geschreven toestemming overhandigt.

De geneesheer-deskundige aangesteld door een rechtbank 4.2.4

De geneesheer-deskundige wordt aangesteld door vonnis of bevelschrift van een rechtbank uit hoofde van de burgerlijke schadeeis van een patiënt of zijn nabestaanden; dit geldt evenzeer voor minnelijke schikkingen als voor scheidsrechterlijke procedures.

De deskundige mag de behandelende arts toelating vragen om het dossier in te kijken, hij mag hem vragen om een kopie van de ontslagbrief e.d. In vele gevallen volstaat de deskundige er echter mee, dat hij over de röntgenfoto's en de resultaten van andere technische onderzoeken kan beschikken. Hij zal evenwel bij zijn schriftelijk verzoek een verklaring van het slachtoffer (de gewezen patiënt) moeten voegen waarin die of zijn nabestaanden de behandelende arts ontslaan van het beroepsgeheim te zijnen opzichte.

De behandelende arts blijft te allen tijde de bewaarder van het medisch beroepsgeheim en oordeelt in geweten, welke informatie hij wil verstrekken. Documenten die door de rechter als essentieel worden beschouwd en die worden achtergehouden, kunnen bij vonnis, op grond van art. 877 Ger. W. opgeëist worden; wanneer het medische documenten betreft, mag de arts zich beroepen op het zwijgrecht. Het bewust verstrekken van onjuiste informatie is deontologisch laakbaar en kan valsheid in geschrifte inhouden.

De behandelende arts tegen wie een geding aanhangig wordt gemaakt, zal alle gegevens van het medisch dossier aan de aangestelde deskundige overhandigen.

4.2.5 Een ander arts

Aan een arts die niet kan laten blijken in welke hoedanigheid hij om informatie verzoekt, wordt geen informatie verstrekt.

4.3 *Het verstrekken van medische informatie aan een niet-geneesheer*

4.3.1 Politie of Rijkswacht

Bijzondere discretie is geboden wanneer informatie rechtstreeks door de politiediensten wordt opgevraagd. We denken hierbij voornamelijk aan de problemen die zich veelvuldig en soms op vrij scherpe wijze stellen in de Afdeling Spoedgevallen. Inderdaad, wanneer een gewonde of acuut ziek geworden persoon via de dienst 100 wordt opgenomen, kan de politie komen informeren naar de toestand van de opgenomen persoon. Soms wensen de politiediensten ook de patiënt te ondervragen nopens de omstandigheden waarin de letsels/ziekte werden opgelopen.

- het is aan de behandelende arts om toelating te verlenen tot een ondervraging van zijn patiënt. Hij zal alleen rekening houden met de medische toestand waarin de patiënt verkeert en zonodig verklaren dat er redenen zijn van medische aard die een verhoor op dat ogenblik ongewenst of onmogelijk maken, met een aanduiding omtrent het ogenblik waarop dat vermoedelijk wel mogelijk zal worden. Een ziekenkamer heeft het statuut van een privé-woning, waaruit volgt dat ze niet zonder toestemming van de patiënt mag betreden worden, behalve door de onderzoeksrechter, of – in gevallen van heterdaad – door de procureur des konings of zijn hulpofficieren. Bovendien kunnen, mits ze in het bezit zijn van een huiszoekingsbevel dat door de onderzoeksrechter werd uitgevaardigd, alle hulpofficieren van politie een huiszoeking verrichten, in casu de patiëntenkamer betreden zonder de toelating van de patiënt.

- Wanneer door politiediensten een medische verklaring over de patiënt wordt gevraagd, kan op de volgende wijze tewerk worden gegaan:

a de arts vraagt (in afwezigheid van de politie of rijkswacht) aan de patiënt of hij ermee akkoord gaat dat een attest wordt afgeleverd; als het antwoord positief is, wordt gebruik gemaakt van een standaardformulier (bijlage 1; modelbrief e). In het andere geval deelt men mee dat men geen informatie kan verstrekken.
b Is de patiënt bewusteloos of niet bij machte zijn wil juist te kennen te geven, dan tracht de arts zelf uit te maken wat de

patiënt zou hebben gewenst (zo hij bij bewustzijn was). Hij houdt dan rekening met het belang van de patiënt in de verschillende toestanden die zich kunnen voordoen en die verdeeld kunnen worden in de volgende vier groepen:

(1) opname wegens natuurlijke oorzaak;
(2) opgenomen als slachtoffer van opzettelijke feiten;
(3) opgenomen na een poging tot zelfdoding;
(4) opgenomen als slachtoffer van een verkeersongeval (eventueel met strafrechtelijke repercussies) of van een ongeval in de zin van een niet-strafbare gebeurtenis met schadelijk gevolg.

Omwille van de discretie lijkt het best alle gevallen met "nietnatuurlijke" oorzaak op het standaardformulier (bijlage 1; modelbrief e) onder één vermelding te laten ressorteren. In vele gevallen is het trouwens niet onmiddellijk duidelijk om welk type van opgelopen letsel het gaat: bv. een poging tot zelfdoding kan vergemakkelijkt zijn door een strafbare nalatigheid, een schotwonde kan toevallig of intentioneel zijn opgelopen.

De ernst van het letsel kan in ruime zin worden gekwalificeerd. In dat verband kan worden opgemerkt dat wat de politie betreft de notie "licht" en "zwaar" ongeval ten behoeve van de statistieken louter wordt bepaald door de opnameduur, in die zin dat ze minder, respectievelijk meer dan 24 uren opname betekent.

Tot slot merken we op dat de behandelende arts in beginsel slechts handelingen mag verrichten die tot het welbegrepen belang van de patiënt strekken, maar dat hij op geen enkele wijze de normale en wettige werking van het gerechtelijk apparaat mag hinderen. In dat verband moet worden benadrukt dat in België geen juridische verplichting bestaat de misdrijven waarvan een patiënt het slachtoffer is geweest (bv. kindermishandeling, seksuele misdrijven) te melden aan de gerechtelijke overheid. Rekening houdend met de ernst van de mishandeling, de omstandigheden en de wens van het slachtoffer kan een aangifte in een welbepaald geval geoorloofd zijn.

Een advocaat 4.3.2
Administratieve gegevens zoals begin- en einddatum van de hospitalisatie, duur van de werkonderbreking, datum werkhervatting, noodzaak tot ambulante kinesitherapie enz., mogen worden meegedeeld. Medische informatie wordt niet verstrekt.

Een bediende van een verzekeringsorganisatie 4.3.3
Er wordt geen medische informatie verstrekt en men maakt deze bediende duidelijk dat de adviserende arts van de verzekeraar contact dient te nemen.

Meedelen van de doodsoorzaak 4.4

Art. 95 van de al eerder vermelde Wet op de Landverzekeringsovereenkomst bepaalt in de tweede alinea: "Mits de verzekeraar aantoont de voorafgaande toestemming van de verzekerde te bezitten, geeft de arts van de verzekerde aan de adviserende arts van de verzekeraar een verklaring af over de doodsoorzaak." Deze wettekst is duidelijk; hij is wel in tegenspraak met art. 68 van de Code, maar de wet primeert. Als arts van de verzekerde geldt de verantwoordelijke supervisor, eerder dan de arts die de dood heeft vastgesteld.

In strikte zin kunnen we bovenvermelde wet als alleen van toepassing op de private levensverzekeringen beschouwen, maar – eveneens op voorwaarde dat de verzekerde op voorhand zijn toestemming daartoe verleend had – kunnen we ze uitbreiden tot de overlijdens aan de gevolgen van een beroepsziekte of een arbeidsongeval. Deze uitbreiding roept deontologisch weinig bezwaren op, aangezien zowel het Fonds voor de Beroepsziekten als de Verzekeringsmaatschappijen voor Arbeidsongevallen over een degelijk uitgebouwde medische dienst onder verantwoordelijkheid van een arts beschikken, terwijl dat voor een verzekeraar "Leven" niet zeker is.

4.5 *De wijze van informatieverstrekking*

Bijlage 1 bevat vijf modelbrieven voor het verstrekken van medische informatie ten behoeve van derden. Indien aan alle voorafgaande formaliteiten voldaan is en de behandelende arts meent dat hij medische informatie mag verstrekken, dan heeft hij de keuze tussen als minimum het invullen van een standaardformulier en als maximum het opsturen van een kopie van de ontslagbrief. In het medisch dossier zal hij een dubbel van de gedane mededeling bewaren.

5 Het waarborgen van het medisch geheim door de instelling

In een medisch archief wordt het medisch geheim het best gewaarborgd, wanneer onder de verantwoordelijkheid van een arts gespecialiseerd archiefpersoneel oordeelkundig toezicht kan uitoefenen over al de bewegingen van de medische dossiers en mee kan zorgen voor de gepaste opvang van personen die op een of andere manier om inlichtingen vragen.
Maatregelen moeten worden genomen om de toegang tot het computerbestand van het ziekenhuis te beperken tot de rechtstreeks betrokken zorgenverstrekkers.
De arts zal erover waken dat het medisch geheim door zijn medewerkers dwingend wordt nageleefd. Studenten in de ge-

neeskunde en studenten van andere richtingen, die een opleiding krijgen in poliklinieken en ziekenhuizen, moeten insgelijks op de geheimhoudingsplicht opmerkzaam worden gemaakt. Voor personeelsleden en studenten kunnen respectievelijk bijlagen 2 en 3 dienen.

Bijlage 1
Modelbrieven voor het verstrekken van medische informatie ten behoeve van derden

a. Adviserende geneesheer van een verzekeringsmaatschappij

Geachte collega,

Uw verzoek om medische informatie over bovenvermelde patiënt heb ik goed ontvangen.

Ik verzoek u mij een door u ondertekende verklaring te bezorgen, waaruit de betekenis blijkt van deze informatie voorde verzekeringsmaatschappij waarvoor u optreedt.

Tevens wens ik te beschikken over een door de H..../Mevr..... ondertekende verklaring waaruit blijkt dat hij/zij ermee instemt dat wij u de gevraagde medische informatie verstrekken.

b. Advocaat

Geachte heer Advocaat,

Hierbij ontvangt u de administratieve gegevens over uw cliënt.

De gevraagde medische informatie kunnen wij u evenwel niet bezorgen, omdat de richtlijnen van de Orde der Geneesheren en van de facultaire Commissie voor Medische Ethiek ons zulks niet toelaten.

c . Administratief bedienden verzekeringsmaatschappij

Geachte heer,

Uw aanvraag voor informatie over bovenvermelde patiënt heb ik goed ontvangen.
Wij zijn bereid de nodige informatie te verstrekken aan de adviserend arts van uw verzekeringsmaatschappij, wanneer hij daar persoonlijk om verzoekt met vermelding van zijn naam, voornaam, inschrijvingsnummer bij de Orde en privé-adres.

Verder wensen wij te beschikken over een door de H.../Mevr... ondertekende en door hem/haar rechtstreeks naar ons verstuurde verklaring, waaruit blijkt dat hij/zij er mee instemt dat wij aan uw adviserend arts de gevraagde medische informatie verstrekken.

d. Patiënt of zijn vertegenwoordiger

Geachte,

Uw vraag naar het verstrekken van medische informatie hebben wij goed ontvangen.

Omdat het ons niet duidelijk is waartoe deze gegevens moeten dienen, zouden wij liever deze zaak eerst met u bespreken. Mogen wij u dan ook verzoeken hiervoor een afspraak te maken op telefoonnummer....

e. Verklaring

De ondergetekende, Dr...
O.G..................................... bevestigt dat ....
Wonende te..
Op ....2000 in het ziekenhuis..................................

(x) is opgenomen voor de duur van (x) minder (x) meer dan 24 uren
(x) is opgenomen geweest tot ....

wegens (x) ziektetoestand
(x) opgelopen letsel (x) licht, zwaar, met levensgevaar

Opgemaakt te.. op.......................
Afgeleverd ten behoeve van...

Bijlage 2
Nota aan de personeelsleden van de Universitaire Ziekenhuizen K.U.Leuven over de eerbiediging van het medisch geheim

De aandacht van de personeelsleden van de ziekenhuizen wordt gevestigd op de belangrijke betekenis van het medisch geheim. Elke patiënt dient er inderdaad op te kunnen rekenen dat gegevens die verband houden met zijn aanwezigheid en verzorging in het ziekenhuis als vertrouwelijk worden beschouwd. Dat houdt in dat al degenen die uit hoofde van hun functie in het ziekenhuis kennis hebben van enigerlei patiëntenbetrokken gegevens, tot volledige geheimhouding zijn verplicht.
Dit principe wordt door de wetgever bevestigd. Inderdaad, overeenkomstig artikel 17 van de wet van 3 juli 1978 op de arbeidsovereenkomsten is iedere werknemer verplicht "zowel gedurende de overeenkomst als na het beëindigen daarvan, zich te onthouden geheimen in verband met persoonlijke of vertrouwelijke aangelegenheden, waarvan hij in de uitoefening van zijn beroepsarbeid kennis kan hebben, bekend te maken". Er weze hieraan toegevoegd dat art. 458 van het Strafwetboek correctionele straffen verbindt aan het misdrijf van schending van het beroepsgeheim.
Op grond van de geheimhoudingsplicht kunnen o.m. volgende praktische stelregels worden geformuleerd:

- niemand heeft recht tot inzage van een patiëntendossier, tenzij met toestemming van het medisch diensthoofd of de dokters die door hem worden gedelegeerd;
- medische secretariaten en archiefruimten zijn in principe niet toegankelijk voor personen die bij de verzorging of hulpverlening niet betrokken zijn;
- met uitzondering van informatie die men beroepshalve moet verstrekken, mag geen enkele mededeling worden gedaan

omtrent namen van patiënten die in het ziekenhuis komen, nog minder betreffende de dienst waar of de aandoening waarvoor zij worden verzorgd;

- buiten informatie die beroepshalve intern moet worden doorgegeven, mogen inlichtingen per telefoon slechts worden verstrekt, indien men zeker is over de identiteit van de gesprekspartner en na akkoord van de verantwoordelijke arts.

Het arbeidsreglement bepaalt in art. 51 dat ernstige tekortkomingen aan het beroepsgeheim als dringende reden voor ontslag worden beschouwd.

Bijlage 3
Nota over geheimhoudingsplicht voor studenten in opleiding in poliklinieken en ziekenhuizen

Studenten in opleiding zullen persoonlijke gegevens van patiënten vernemen. In geen geval mogen zij persoonlijke informatie, die zij van of over een patiënt ontvangen hebben, aan iemand anders dan de behandelende arts toevertrouwen. Zij moeten zeer voorzichtig zijn in hun gesprek met de patiënt die zij onderzoeken, vooral wanneer ook andere personen of patiënten in de kamer aanwezig zijn. De studenten zullen de vragen aan de behandelende arts omtrent de patiënt niet in diens bijzijn stellen en zeker geen discussie aangaan. Het is hen toegestaan hun klinische ervaringen met collega's uit te wisselen op voorwaarde dat de besproken patiënt niet herkenbaar is (naam, thuisadres of adres in het ziekenhuis niet vermelden) en dit gesprek niet plaats heeft in een openbare ruimte (eetgelegenheid, lift, enz.). Het enkel uit nieuwsgierigheid bespreken van medische informatie over bekende personen (bv. prominenten, artsen van het ziekenhuis of medestudenten) is uit den boze. Het is nooit toegestaan te vertellen dat men een bepaalde persoon in het ziekenhuis ontmoet heeft, tenzij wanneer diens aanwezigheid er beroepshalve mag worden verwacht. Wanneer een patiënt zelf informeert naar diagnose of prognose, zullen personen in opleiding hem verwijzen naar de behandelende arts. Zij zullen geen vertrouwelijke informatie bezorgen aan naastbestaanden van patiënten die erom verzoeken, maar deze naastbestaanden verwijzen naar de behandelende arts. Zij zullen nooit een patiëntendossier raadplegen of gegevens uit het medisch archief opvragen, tenzij in opdracht of met toestemming van het medisch diensthoofd of de dokters die door hem worden afgevaardigd. Medische dossiers kunnen worden geraadpleegd in het kader van een wetenschappelijke studie voor zover dit onderzoek geschiedt onder toezicht van een arts en het medisch geheim niet wordt geschonden. Ernstige inbreuken op de geheimhoudingsplicht kunnen zware sancties tot gevolg hebben.

DEEL IV

ADVIEZEN VAN DE
COMMISSIE VOOR MEDISCHE ETHIEK
INZAKE ORGAANPRELEVATIES EN -TRANSPLANTATIES

ADVIEZEN I.V.M. ORGAANPRELEVATIES EN -TRANSPLANTATIES

Inleiding

Tijdens de eerste jaren van haar bestaan heeft de Leuvense commissie zich in hoofdzaak toegelegd op de problematiek van de orgaantransplantaties. Zonder enige overdrijving kunnen we stellen dat de Belgische wetgeving (1986-7) door de eerste adviezen vanuit Leuven werd geïnspireerd.

Hoewel de eerste adviezen uitsluitend gaan over het preleveren van organen bij dode donoren, is het accent tijdens de laatste jaren verschoven naar prelevaties bij levende donoren; vandaar twee haast structureel-identieke protocollen omtrent nier- en leverprelevatie bij levenden.

Richtlijnen i.v.m. obducties (autopsies) en postmortem-orgaanafzondering (19 maart 1984) 1

Inleiding 1.1

Op het lichaam van een overleden mens kan niemand enig eigendomsrecht laten gelden. Er bestaat slechts een beschikkingsrecht en een beschikkingsplicht. Het beschikkingsrecht komt toe aan de naaste verwanten. Zij hebben bijgevolg het recht te bepalen (tenzij de aflijvige dat zelf vooraf schriftelijk had vastgelegd) hoe en waar hun familielid moet worden begraven en volgens welke religieuze ritus, of hij gecremeerd moet worden, enz. De beschikkingsplicht houdt in dat de naaste verwanten het overlijden moeten aangeven aan de ambtenaar van de burgerlijke stand, die een toelating tot begraven zal verlenen. Zij moeten eveneens zorgen dat een begrafenisondernemer de dode inkist en begraaft. De Procureur des Konings kan het beschikkingsrecht van de familie tijdelijk opheffen omwille van het openbaar belang. Zulks gebeurt automatisch wanneer de ambtenaar van de burgerlijke stand een overlijdensbericht ontvangt dat een gewelddadige (onnatuurlijke) of verdachte doodsoorzaak vermeldt.

Wat hierboven vermeld werd, is niet absoluut: wanneer iemand sterft in een ziekenhuis (of bejaardentehuis), dan zal een minimum aantal maatregelen ten laste vallen van de behandelende geneesheer en/of de directie van het ziekenhuis. Zo hebben de behandelende geneesheer of de ziekenhuisdirectie de plicht om de familie van het overlijden op de hoogte te stellen en het lichaam in zodanige omstandigheden te bewaren dat het toonbaar is. Bovendien moeten ze ervoor zorgen dat familie en vrienden het kunnen komen groeten. Ten slotte zal de directie erover waken dat het lichaam wordt overhandigd aan diegene die door de familie werd aangesteld.

Geen plichten zonder rechten: de directie van het ziekenhuis heeft het recht de aflijvige uit de verpleegafdeling over te brengen naar het mortuarium en de behandelende geneesheer mag door discrete sectie nagaan of laten nagaan welke de doodsoorzaak was. Hij mag ook organen laten wegnemen voor wetenschappelijk onderzoek en postmortem diagnose of transplantatie.

Aangezien een lijk geen handelswaarde heeft, bezitten de organen die ook niet. De behandelende geneesheer of de ziekenhuisdirectie zullen er evenwel over waken dat aan de familie of aan de verzekeringsorganisatie geen extra kosten worden aangerekend voor verrichtingen post-mortem gedaan en zullen erop staan dat het lichaam in een perfecte staat wordt hersteld. Zelfs wanneer de aflijvige zich tijdens het leven expliciet tegen autopsie of wegnemen van een orgaan zou hebben verzet, dan nog is het niet strafbaar zo zulks toch zou gebeuren.

Het spreekt vanzelf dat, in die gevallen waarin de Procureur des Konings tijdelijk het beschikkingsrecht uitoefent (gewélddadige of verdachte doodsoorzaak), aan het lijk niet zal worden geraakt, tenzij hij daartoe uitdrukkelijk zijn toestemming verleend heeft. Een gewelddadige (onnatuurlijke) doodsoorzaak geldt voor ongeval, zelfmoord en doodslag. De doodsoorzaak is «verdacht», wanneer niet zonder autopsie kan bepaald worden of ze natuurlijk dan wel onnatuurlijk was. Er is momenteel een wetsontwerp over orgaandonatie in voorbereiding. Of dat er binnen afzienbare tijd zal komen, is weinig waarschijnlijk, aangezien al verscheidene soortgelijke ontwerpen in de parlementaire commissies zijn gestrand.

Gedragscode inzake obductie en transplantatie 1.2

Obductie (autopsie) 1.2.1

Obducties kunnen slechts gebeuren op voorwaarde dat de nodi- 1.2.1.1
ge eerbied voor de afgestorvene in acht genomen wordt.

Een obductie kan worden uitgevoerd, wanneer ze noodzakelijk 1.2.1.2
en nuttig wordt geacht vanwege diagnostische, wetenschappelijke of didactische redenen.

Weefsels kunnen op een lijk worden weggenomen voor weten- 1.2.1.3
schappelijke of didactische doeleinden, wanneer dat noodzakelijk en nuttig geacht wordt en binnen het algemeen bestek valt van een advies van de commissie voor medische ethiek.

De patiënt heeft het recht zich te verzetten tegen een toekom- 1.2.1.4
stige eventuele lijkopening. Hetzelfde recht komt toe aan de huwelijkspartner, de ouders, kinderen, broers of zusters van een patiënt die door geesteszieke, jeugdige leeftijd of bewusteloosheid geen wil kan uiten. Het verzet van de familie verliest zijn

kracht vanaf het ogenblik waarop de patiënt in staat is zelf een beslissing te nemen. Het verzet moet uitdrukkelijk worden uitgebracht, hetzij in het kantoor van opneming, hetzij bij het diensthoofd of bij één der geneesheren met dienst. Van dit verzet wordt onmiddellijk melding gemaakt in het dossier van de patiënt.

1.2.1.5 Behalve bij uitdrukkelijke en schriftelijke, niet-herroepen tegenstrijdige wil van de overledene, komt hetzelfde recht van verzet na het overlijden toe aan de huwelijkspartner, de ouders, broers en zusters van de overleden patiënt. Dat verzet moet alleszins worden uitgebracht vooraleer de obductie een aanvang heeft genomen.

1.2.1.6 De obducent mag slechts tot obductie overgaan op schriftelijke aanvraag van de geneesheer die de patiënt in het Universitair Ziekenhuis heeft behandeld, of van diens diensthoofd.

1.2.1.7 Een dergelijke aanvraag mag slechts tot de obducent worden gericht wanneer de lijkopening wenselijk wordt geacht om één van de in 1.2.1.2 vermelde redenen en indien: a) geen verzet tegen de lijkopening werd uitgebracht; b) de patiënt een natuurlijke dood is gestorven.

1.2.2 Post-mortem afzondering van transplanten

1.2.2.1 Organen kunnen op een lijk worden weggenomen met het oog op transplantatie op voorwaarde dat de nodige eerbied voor de afgestorvene in acht genomen wordt.

1.2.2.2 Voor het afzonderen van transplanten moeten de richtlijnen, uitgewerkt door de commissie voor medische ethiek van de

Faculteit Geneeskunde, strikt worden nageleefd (zie de daartoe ontworpen formulieren met toelichting).

Behalve bij voorbaat uitgedrukt verzet vanwege de patiënt(e) of zijn/haar familieleden, zoals vermeld sub 1.2.1.4. kan, nadat vastgesteld werd dat de dood is ingetreden, tot het afzonderen van organen worden over gegaan. 1.2.2.3

Wanneer de patiënt(e) door een gewelddadige (onnatuurlijke) oorzaak overleden is, dan moet eerst de uitdrukkelijke toelating van de Procureur des Konings bekomen worden. 1.2.2.4

Richtlijnen i.v.m. het wegnemen van organen voor een transplantatie 1.3

De dood dient te worden vastgesteld door een college van drie geneesheren die elk de patiënt persoonlijk onderzocht hebben: 1.3.1
- de geneesheer-specialist verantwoordelijk voor de reanimatie
- een neuroloog met speciale bekwaamheid in de elektro-encefalografie
- een onafhankelijk en terzake bevoegd geneesheer. Zo het gaat om een kind beneden de vijf jaar, dan moet deze geneesheer een pediater zijn.

De geneesheren die de receptor behandelen of die de wegneming of transplantatie zullen verrichten, mogen van dit college geen deel uitmaken.

Deze drie geneesheren stellen een verklaring van overlijden op in twee exemplaren en ondertekenen ze. Het eerste exemplaar wordt samen met alle gegevens, waarop de vaststelling van het overlijden gesteund is, opgenomen in het laatste medisch dossier van de patiënt; het tweede exemplaar wordt onverwijld 1.3.2

gezonden naar de geneesheer-directeur van het Academisch Ziekenhuis.

1.3.3 Er wordt niet overgegaan tot het verwijderen van organen indien de overleden patiënt of desgevallend zijn naaste familie in uitdrukkelijke termen vóór het overlijden verzet heeft aangetekend; dat verzet wordt onmiddellijk, opvallend zichtbaar, genoteerd in het laatste dossier van de patiënt.

1.3.4 De geneesheer die de organen preleveert, rapporteert in een logboek de weggenomen organen, hun beschrijving en de motivering voor hun wegneming (transplantatie – navorsing). Dit verslag wordt opgenomen in het medisch dossier van de donor. Een dubbel wordt gezonden naar de geneesheer-directeur van het ziekenhuis. In elk geval van verdachte of gewelddadige doodsoorzaak wordt de toestemming gevraagd van de Procureur des Konings alvorens te preleveren. De chirurg die de prelevatie verricht, rapporteert in een getekend verslag de weggenomen organen, hun beschrijving en de toestand van de weefsels die op de toegangsweg naar het weggenomen orgaan liggen. Dit verslag wordt gezonden naar de geneesheer-directeur van het Academisch Ziekenhuis om te worden overgemaakt aan de Procureur des Konings.

1.3.5 De wegneming van de organen en het sluiten van het lichaam moeten gebeuren met respect voor het lijk en bezorgdheid voor de gevoelens van de familie. De exerese en de opbaring dienen zo snel mogelijk te gebeuren, zodat de familie zo spoedig mogelijk de afgestorvene kan groeten.

1.3.6 Behoudens overmacht dient de familie door de behandelende geneesheer van het overlijden op de hoogte te worden gesteld.

Bijlage:
vaststelling van overlijden: toelichting bij het formulier vaststelling van overlijden

Punten 1 tot 4 worden ingevuld door de behandelende geneesheer.

1 De dood treedt in wanneer de hersenfuncties volledig en definitief wegvallen. Dat kan het gevolg zijn van het definitief uitvallen van ademhaling en bloedsomloop. In dat geval wordt het overlijden vastgesteld aan de hand van cardio-circulatoire criteria. De hersenfuncties kunnen ook definitief en volledig wegvallen zonder definitief uitvallen van de bloedsomloop. Het overlijden wordt dan vastgesteld aan de hand van neurologische criteria.

2 De hospitalisatieplaats is degene waar de patiënt(e) zich bevindt op het tijdstip dat zijn (haar) overlijden wordt vastgesteld.

3 Het betreft hier meestal patiënten met een zware primaire (bv. cranio-cerebraal trauma, intracerebrale bloeding op vaatanomalie, inklemming op hersentumor) of secundaire hersenbeschadiging (bv. hart- of ademhalingsstilstand gedurende langere tijd).

4 Dit gegeven kan afgeleid worden uit het dossier, onder meer uit volgende elementen: de evolutie van de klinische neurologische bevindingen en van de vitale parameters, het al dan niet beantwoorden aan steeds meer uitgebreide therapieën, de constant groter wordende afhankelijkheid van farmaca, de noodzaak steeds meer fysische middelen te moeten aanwenden om de neiging tot hypothermie te bestrijden.

5 Eveneens aansluitend bij punt 3 moet vermeld worden dat factoren die een niet-definitief hersenfunctieverlies kunnen veroorzaken, uitgesloten moeten zijn als oorzaak van het

coma. Dat zijn : intoxicaties, primaire hypothermie (minder dan 35° Celsius), shocktoestand, zware metabole of endocrinologische afwijkingen. Dit houdt eveneens in dat, indien farmaca werden aangewend met neuro-musculair remmende werking (bv. Pavulon) of onderdrukkende werking van het centraal zenuwstelsel (bv. Pentothal), moet kunnen worden aangetoond dat deze bestanddelen niet meer in actieve concentratie aanwezig zijn in het organisme. In geval van intoxicatie moet worden bewezen dat het coma niet veroorzaakt wordt door het farmacologisch uitschakelen der hersenfuncties, maar door organische hersenbeschadiging. De drie geneesheren (van wie geen de toekomstige receptor behandelt of de orgaanexerese of transplantatie zal uitvoeren) schrijven, nadat ze de patiënt persoonlijk hebben onderzocht, hun bevindingen neer in de hiervoor bestemde kolom met de termen: aanwezig of afwezig.

6 De diepste vorm van coma moet aanwezig zijn. Bij de diepste vorm van coma die hier bedoeld wordt, zijn er geen decorticatie- en decerebratiebewegingen; spinale reflexen kunnen evenwel aanwezig zijn.

7 Spontane ademhaling moet afwezig zijn. De afwezigheid van spontane ademhaling wordt aangetoond door de apneutest: de patiënt wordt gedurende 10 minuten met zuivere zuurstof beademd om apneu en een stijging van de PaC02 mogelijk te maken zonder hypoxiegevaar. Tijdens de apneu wordt een constante zuurstofstroom van 12 l per minuut toegediend (apneue-oxygenatie). Na het uitschakelen van de beademingsapparatuur kunnen we verwachten dat de patiënt binnen de 10 minuten spontaan zal ademen, omdat normaal binnen deze periode een stijging van de PaCO2 met 20 mm Hg bereikt wordt. Deze stijging wordt bij voorkeur door middel van bloedgasanalyse gecontroleerd: de PaC02 moet min-

stens 60 mm Hg bereikt hebben bij een pH lager dan 7,30. Optreden van spontane ademhalingsbewegingen betekent dat er nog een hersenstamfunctie aanwezig is.

8 De pupilreflex op licht moet afwezig zijn bij onderzoek met voldoende sterk licht. De pupildiameter kan pas beoordeeld worden, indien voorafgaandelijk geen mydriaticum werd gebruikt. We spreken van mydriase bij de volwassenen wanneer de pupildiameter meer dan 6 mm bedraagt bij voldoende sterke belichting. De mydriase is vaak asymmetrisch. Dikwijls wordt geen echte mydriase maar een middelmatige pupildiameter gezien.

9 De corneareflex moet afwezig zijn. De corneagevoeligheid kan bij comateuze patiënten gedaald zijn, zodat een heviger stimulus moet worden uitgevoerd dan bij een bewuste.

10 De vestibulo-oculaire reflex moet afwezig zijn. Deze reflex wordt het best uitgelokt door een calorische test: het hoofd van de patiënt(e) wordt 30° in flexie gebracht en een 20-tal cc ijskoud water worden tegen het trommelvlies aangespoten. Bij hersenstamwerking komt binnen twee minuten een nystagmus of geconjugeerde oogbeweging te voorschijn. Na uitsluiting van fractuur of luxatie van de cervicale wervelzuil kan de oculo-cefale reflex opgewekt worden: bij opengehouden oogleden wordt het hoofd van de patiënt(e) plots lateraal gedraaid of in flexie gebracht. De reflex is aanwezig, wanneer de ogen kortstondig in tegengestelde richting afwijken. Bij afwezige hersenstamwerking draaien de ogen passief mee in de richting waarin het hoofd bewogen wordt.

11 Spinale reflexen kunnen aanwezig zijn bij volledige afwezigheid van de hersenfuncties. Sommige van deze reflexen kunnen pas laattijdig te voorschijn komen nadat de periode van spinale shock voorbij is. De cremasterreflex en priapisme kunnen aanwezig zijn; bij voetzoolprikkeling kunnen we

vaak een trage flexie van de tenen vinden met of zonder flexie-afweerreactie van het onderste lidmaat; bij pijnprikkeling van het bovenste lidmaat wordt soms een extensie-pronatiereflex vastgesteld.

12 Een EEG wordt nul- of iso-elektrisch genoemd, wanneer geen elektrische potentiaal-schommelingen van de hersenen meer geregistreerd worden. Het is essentieel een onderscheid te maken tussen een nulvoltage en een vlak- of laagvoltage EEG (dat soms foutievelijk beschouwd wordt als iso-elektrisch) waarop normale (zeker op grotere versterking) golven van cerebrale oorsprong zichtbaar zijn. Het EEG wordt bij vermoeden van overlijden in aanwezigheid van de neuroloog-encefalografist uitgevoerd. Het EEG wordt uitgevoerd met minimum 8 schedelelektroden, een interelektrode-afstand van ongeveer 8 cm bij volwassenen, evenredig te verminderen bij kinderen, een interelektrodeweerstand van minder dan 10 000 Ohm; een versterking gaande van 2 tot zonodig 5x de standaardversterking (die laatste bedraagt 10 microvolt per mm); de tijdsconstante moet meer dan 0,1 seconde bedragen, de hoogfrequentiefilter minstens 30 Hz. Om het aflezen der grafo-elementen te vergemakkelijken, kan tijdelijk een papiersnelheid van 6 cm/s aangewend worden. De duur van de opname moet minstens 15 minuten bedragen.

13 In sommige omstandigheden kan op basis van de klinische gegevens en de leeftijd van de patiënt(e) het uitvoeren van een controle EEG verscheidene uren later aangewezen zijn. Jonge kinderen hebben immers een groter recuperatievermogen dan volwassenen:

- bij kinderen van 1 tot 5 jaar moet een EEG herhaald worden na minimum 30 minuten;
- bij kinderen jonger dan 1 jaar moet het EEG herhaald worden na een wachttijd van minimum 24 uur.

14 Indien in het kader van het opsporen van de oorzaak van het coma angiografisch wordt vastgesteld dat er geen bloedvoorziening meer is binnen de schedelholte, dan is het uitvoeren van andere technische onderzoekingen overbodig.

15 Deze criteria zijn algemeen geldend, ook voor anencefalen.

Bijlage: Document nihil obstat: preleveren van organen voor transplantatie

Identificatiegegevens

---

1. Vaststelling van de dood
Bij de heer/Mevr........(naam).....(voornaam)
Werd de dood vastgesteld op cerebrale criteria door:

Dr.	Functie
Dr.	Functie
Dr.	Functie

---

2. Verzet vanwege patiënt of familie
Verzet tegen het wegnemen van organen voor transplantatiedoeleinden

Vanwege de patient:	niet bekend
Vanwege de nabestaanden:	niet bekend
Donorkaart: ja	niet bekend

---

3. Doodsoorzaak
Natuurlijke doodsoorzaak
Gewelddadige doodsoorzaak
In dit laatste geval:
Toelating tot preleveren van procureur des konings verkregen
Naam procureur
Arrondissement
Datum en uur van de toelating
Hoe toelating verleend (telefonisch.....)
Naam van de geneesheer aan wie de toelating gegeven werd:

Handtekening van deze persoon:

Formulier ingevuld door Dr.

Functie:

Datum en uur:

Handtekening:

Gewijzigde criteria voor de vaststelling van de hersendood (1999) 2

Toelichting

Hersendood staat gelijk met de klinische vaststelling van afwezigheid van de totale hersenfunctie, mits de oorzaak bekend is en onomkeerbaar is. Het vereiste klinisch onderzoek gebeurt onafhankelijk door drie artsen-stafleden, zijnde een neuroloog, een neurochirurg en een anesthesist. Alleen de apnoe-test wordt door één arts verricht, namelijk de anesthesist. Geen van de drie artsen mag deel uitmaken van het prelevatie- of transplantatieteam, noch betrokken zijn bij de behandeling van de receptor.

Indien door één of meerdere van de drie artsen geoordeeld wordt dat één of meerdere onderdelen van het klinisch onderzoek niet betrouwbaar kunnen worden uitgevoerd of geëvalueerd, is bijkomend technisch onderzoek aangewezen (hetzij EEG; hetzij cerebrale angiografie).

Het tijdstip van overlijden valt samen met de laatste ondertekening.

In de volgende tekst worden behandeld:

1 Noodzakelijke voorwaarden tot het vaststellen van hersendood
2 Vereist tijdsinterval tussen het begin van coma en de vaststelling van hersendood
3 Vereiste klinische parameters voor het vaststellen van hersendood

Voorwaarden 2.1

De diagnose van hersendood kan slechts gesteld worden indien:

- de oorzaak van hersenbeschadiging bekend is en onomkeerbaar is (bv. hersentrauma, hersenbloeding, hersentumor, her-

senanoxie);
- geen vergiftiging of medicamenteuze intoxicatie aanwezig is (bv. geen curare-effect, pentotalspiegel < 1 mg, bloedspiegel van anti-epileptica beneden toxisch niveau, etc., ...);
- geen ernstige metabole stoornissen aanwezig zijn (elektrolyten, zuur-base, endocrien);
- de rectale lichaamstemperatuur tenminste 32° C is.

Met andere woorden: alle omkeerbare oorzaken van hersenfunctiedepressie dienen uitgesloten te worden.

2.2 *Tijdsinterval tussen het begin van coma en het vaststellen van hersendood*

In het algemeen wordt een tijdsinterval van 6 uur aangeraden tussen het vaststellen van de hersendood en het begin van het coma. Dit interval is echter afhankelijk van de klinische context. Het kan korter zijn indien de patiënt – niettegenstaande adequate therapie – een progressief oplopende intracraniële druk vertoont. In geval van anoxemisch hersenlijden (bv. na reanimatie) kan men opteren voor een langer interval (bv. 24 uur).

2.3 *Vereist klinisch onderzoek*

De belangrijkste klinische bevindingen bij hersendood zijn: coma, afwezigheid van hersenstamreflexen en apneu.

2.3.1 Coma

Er is geen cerebrale motorische respons in de ledematen op pijnprikkel (supra-orbitale druk, nagelbeddruk).

Spinale reflexen mogen *wel* aanwezig zijn, zoals:
- drievoudige flexierespons in de onderste ledematen;

- peesreflexen; abdominale huidreflexen, Babinski-reflex; trage buiging van de grote teen bij voetzoolprikkeling;
- spontane bewegingen van de ledematen, anders dan de pathologische flexie- of extensierespons; deze bewegingen ("Lazarus-teken") kunnen spontaan optreden tijdens de apneu-test (vaak tijdens hypoxische of hypotensieve episoden) en bestaan meestal uit het optillen van de bovenste ledematen met de handen in de richting van de hals;
- ademhalingachtige bewegingen (schouderelevatie en adductie, rugkromming en intercostale expansie, zonder significante ventilatie),
- zweten, blushing, tachycardie;
- normale bloeddruk zonder medicamenteuze ondersteuning of plotse stijging van de bloeddruk.

Afwezigheid van diabetes insipidus is verenigbaar met hersendood.

Afwezigheid van hersenstamreflexen 2.3.2
a) pupillen:
De pupilreflex is afwezig in beide ogen. Ronde, ovale of onregelmatige pupilvorm kan gezien worden bij hersendood. Meestal zijn de pupillen in middenstand (4 tot 6 mm), maar de pupilgrootte kan variëren van 4 tot 9 mm. Mydriasis is verenigbaar met hersendood omdat de orthosympatische bezenuwing van m. dilatator pupillae intact kan zijn. Ook anisocorie is mogelijk. Miotische pupillen zijn *niet* verenigbaar met hersendood.
Ernstig faciaal trauma kan het onderzoek van de pupillen onmogelijk of onbetrouwbaar maken.
b) vestibulo-oculair reflex (VOR)
Deze reflex wordt getest zowel door hoofdbeweging (oculocefale reflex) als door de calorische test (ijswater-test). Beide tes-

ten zijn complementair, omdat bij de calorische test slechts het laterale semicirculaire kanaal en zijn connecties met de oogspieren getest wordt.

Bij het uitvoeren van de oculocefalereflex wordt het hoofd vanuit middenstand snel lateraal (90°) gedraaid, zowel naar rechts als naar links. De verticale VOR wordt getest door snelle flexie van het hoofd. Bij intacte VOR deviëren de ogen in tegengestelde richting (buiten hun stand in de ruimte). Bij hersendood is de VOR afwezig en blijven de ogen de middenstand in de orbita behouden. De oculocefale reflex kan niet getest worden in geval van cervicaal werveltrauma.

Bij de calorische test wordt het hoofd 30° opgeheven (hoofdkussen onder het hoofd) zodat het laterale semicirculaire kanaal in verticale richting komt te staan. In de uitwendige gehoorgang wordt 50 ml ijswater geïnstilleerd (een nierbekken wordt onder het oor geplaatst om het water op te vangen). Afkoeling van de endolymfe in het laterale kanaal veroorzaakt een dalende (ampullofugale) stroming, die bij een intacte VOR de ogen naar de gestimuleerde zijde doet deviëren. Beide oren worden getest met een interval van tenminste 5 min. Deze test is onbetrouwbaar indien de uitwendige gehoorgang gevuld is met sebum of met bloed (in geval van rotsbeenfractuur). Otoscopie is bijgevolg noodzakelijk.

c) Faciale sensatie en motoriek

De corneareflex en de mandibula-peesreflex moeten afwezig zijn.

Faciale motorische reactie op pijnprikkel moet afwezig zijn. Dat wordt getest door nagelbeddruk, supra-orbitale druk en door druk ter hoogte van het temporomandibulair gewricht (anterior van de tragus).

c) faryngale en tracheale reflexen

De braakreflex moet afwezig zijn bij aanraken van de orofarynx met een tongspatel. De hoestreflex moet afwezig zijn bij bronchiale suctie.

Apneu-test 2.3.3

Deze test wordt uitgevoerd door de anesthesist, conform de huidige kennis terzake.

Bijlage: Formulier voor de vaststelling van de hersendood

Naam van de patiënt:

1 Oorzaak van hersenbeschadiging:
Pentothal-bloedspiegel (indien relevant):
Afwezigheid van ernstige metabole stoornissen:
Lichaamstemperatuur:

2 Reactie van de ledematen op pijnprikkels:
Supraorbitale druk:
Nagelbeddruk:

3. Pupillen:
Grootte:
Lichtreflex:

Oogbewegingen:
Oculocefale reflex:
Ijswatertest:

Faciale sensatie en motoriek:
Mandibulareflex:
Faciale reactie op pijnprikkel: supraorbitaal, temporomandibulair, nagelbed

Faryngale en tracheale reflexen:
Stimulatie van farynxachterwand:
Effect van bronchiale suctie:

4 Apneu-test (enkel door anesthesist)

5 Wenselijkheid voor bijkomend technisch onderzoek:
Neen:
Ja, reden:

6 Hersendood vastgesteld:
Ja:
Neen:

Naam van het staflid:
Datum en tijdstip:
Handtekening:

Advies inzake het preleveren van organen bij non-heart beating donoren (1995)

Vaststelling van de dood

1 Het overlijden van de donor moet worden vastgesteld door drie artsen, met uitsluiting van de artsen die de receptor behandelen of die de wegneming of de transplantatie zullen verrichten. Deze artsen tekenen het medisch overlijdensformulier, met vermelding van datum en uur.

Raadpleging van het rijksregister i.v.m. opting-out/in van de donor

2 Vooraleer tot wegneming van organen wordt overgegaan, raadpleegt de transplantcoördinator de databank van het Ministerie van Volksgezondheid naar een eventueel verzet van de overledene tegen orgaanwegneming. Het resultaat van deze raadpleging wordt vermeld op het medisch overlijdensformulier.

Informatie aan de familie

3 Na het starten van de in-situprocedure, vóór de eigenlijke wegneming, worden de nabestaanden ingelicht over het overlijden en over de op gang zijnde procedure. Onder nabestaanden wordt verstaan verwanten van de eerste graad alsmede de samenlevende echtgenoot. De nabestaanden kunnen desgewenst afscheid nemen van de overledene. Wanneer de nabestaanden verzet aantekenen tegen wegneming, wordt afgezien van de procedure, tenzij de overledene vroeger zelf uitdrukkelijk heeft gekozen voor de wegneming (opting-in).

4 Rekening houdend met de geest van de Belgische Wetgeving (opting-out-systeem), zal bij het gesprek rond de orgaandonatie vermeden worden de betrokken familieleden met de te nemen beslissing te belasten.

5 De procedure wordt niet voortgezet, wanneer de nabestaanden in de onmogelijkheid blijken tijdig (vóór de geplande wegneming) aanwezig te zijn (of wanneer de nabestaanden zich hebben verzet tegen de wegneming). Een goede inventarisatie van de wensen van de nabestaanden ten aanzien van tijdstip en plaats van afscheid is daarom vereist.

Respect voor het lijk

6 Het wegnemen van de organen en het sluiten van het lichaam moet gebeuren met respect voor het lijk en bezorgdheid voor de gevoelens van de familie. Het opbaren moet zo snel mogelijk gebeuren zodat de familie zo spoedig mogelijk de afgestorvene kan groeten.

4 Advies inzake het al dan niet aanvaarden van een levende kandidaat-nierdonor (1997)

4.1 *Algemene beschouwingen*

De kandidaat-donor heeft contact genomen met de arts die de kandidaat-receptor verzorgt en heeft zich bij hem kandidaat gesteld. Hij heeft bevestigd dat hij gezond is, een normale bloeddruk heeft en in het verleden geen ziekten of ingrepen heeft doorgemaakt, die naar de interpretatie van deze arts, een belemmering zouden kunnen vormen voor de wegneming van een nier. De arts die de kandidaat-receptor verzorgt, overhandigt aan de kandidaat-donor het document "Inlichtingen voor kandidaat-donoren van een nier", en geeft mondeling uitleg over risico's verbonden aan de donatie van een nier. Hij overloopt hierbij de punten die vervat zijn in dit document. Indien de kandidaat donor zijn kandidatuur handhaaft, laat de arts hem de daartoe bestemde vragenlijst in verband met zijn gezondheidstoestand invullen. De arts doet dan een klinisch onderzoek en laat volgende onderzoeken uitvoeren: bloedgroep met kruisproef, serumcreatinine, weefselantigenen (HLA-A, B, C; DR/DQ), T- en B- cell cross match MLC, een routine-urineonderzoek en een echografie van de nieren. Indien het resultaat van deze gegevens geen probleem oplevert, wordt de kandidaat-donor verwezen naar de psychiater die aangesteld werd voor het bepalen van de psychische geschiktheid van kandidaat-donoren. De psychiater zal ook een gesprek hebben met verwanten van de kandidaat-donor. Ook een gesprek met de kandidaat-receptor is wenselijk als dat een volwassene is. De psychiater stuurt zijn verslag naar de behandelende geneesheer van de kandidaat-receptor. Indien dat verslag gunstig is, verwijst die de kandidaat-donor naar de internist die aangeduid werd om de fysische geschiktheid van kandidaat-donoren te onderzoeken. Hij overhandigt hem ook alle tot dan bekende gegevens over de gezondheidstoestand van de kandidaat-donor.

De internist neemt kennis van deze gegevens, overloopt de door de kandidaat-donor ingevulde vragenlijst over zijn gezondheidstoestand, vult de anamnese eventueel aan, en doet een volledig klinisch onderzoek. Hij bespreekt met hem opnieuw de risico's verbonden aan de wegneming van een nier aan de hand van het al vermelde document "Inlichtingen voor kandidaat-donoren van een nier". Hij geeft uitleg over uit te voeren onderzoeken die aangegeven zijn in een afzonderlijke bijlage, en maakt de nodige afspraken. Hij vraagt de kandidaat-donor het bovenvermelde document, in het bijzijn van een getuige, te ondertekenen. De kandidaat-donor bevestigt hiermee dat hij de beslissing uit vrije wil heeft genomen en de nodige informatie heeft gekregen over de uit te voeren onderzoeken en over mogelijke risico's verbonden aan donatie van een nier. Ook de eventuele huwelijkspartner van de kandidaat-donor dient dan een document te ondertekenen waarbij die verklaart met de beslissing van zijn partner akkoord te gaan. Als de donor tussen 18 en 21 jaar oud is, moeten ook de ouders (of een eventuele voogd) zich schriftelijk akkoord verklaren. Deze verschillende personen dienen hun schriftelijk akkoord te geven door het daartoe opgestelde document (als bijlage) te ondertekenen. Dit document dient na aanvaarding van de kandidatuur overhandigd te worden aan de chirurg die verantwoordelijk is voor de prelevatie van de nier. Een kopie ervan wordt best bewaard in het dossier dat de internist over de kandidaat-donor heeft opgemaakt. Als de uitslagen van de onderzoeken bekend zijn, maakt de internist deze gegevens over aan de behandelende geneesheer van de kandidaat-receptor met zijn schriftelijke conclusie. Het resultaat wordt door de behandelende geneesheer van de receptor meegedeeld aan de kandidaat-donor (en aan de kandidaat-receptor).

Indien het resultaat geen problemen voor donatie oplevert, deelt de behandelende geneesheer aan de kandidaat-donor mee dat zijn kandidatuur voorlopig aanvaard kan worden en maakt hij een afspraak voor het uitvoeren van een intraveneuze pyelografie, een CT-scan van de nieren en een arteriografie van de aorta abdominalis, van nierarteriën en van de arteriae iliacae.

Het volledige dossier wordt dan bezorgd aan de chirurg, die na inzage van alle documenten zijn akkoord geeft om de verantwoordelijkheid op zich te nemen voor de wegneming van de nier en de transplantatie. Eventueel samen met andere leden van het transplantatieteam ontvangt hij de kandidaat-donor op de raadpleging, vraagt hem of hij zijn kandidatuur nog handhaaft. Is dat zo, dan doet hij een klinisch onderzoek, geeft uitleg over de ingreep en zorgt voor de nodige afspraken voor de ingreep en voor onderzoeken die eventueel nog voorwaardelijk zouden moeten gebeuren.

Het formulier met inlichtingen voor de kandidaat-nierdonor (zoals het aan de betrokkenen wordt bezorgd) 4.2

U hebt besloten zich kandidaat te stellen voor het afstaan van een nier voor een familielid. In medische termen noemen wij u een kandidaat-donor en het zieke familielid een kandidaat-ontvanger. U bent bloedverwant (ouder, broer of zuster of andere nauwe bloedverwant) of aanverwant (bv. echtgeno(o)t(e)) van de kandidaat-ontvanger). Voor zover wij tot nu toe weten, lijdt u niet aan een aandoening of hebt u geen medisch probleem dat het afstaan van een nier kan belemmeren. Bovendien weten we al dat er voldoende overeenstemming is tussen uw bloedgroep en uw weefselantigen met die van de persoon aan wie u een nier wil afstaan. Verder weten we dat de aard van de nierziekte van de kandidaat-ontvanger geen groot risico inhoudt voor herval van de ziekte in een getransplanteerde nier.

In deze tekst bezorgen we u zoveel mogelijk informatie over vragen die u zeker nog hebt in verband met het afstaan van een nier: over de voordelen van transplantatie met een nier van een levende donor voor de kandidaat-ontvanger en over de mogelijke nadelen verbonden aan het afstaan van een nier voor de kandidaat-donor. Meer uitleg hierover zult u eventueel nog krijgen van de internist die aangeduid werd om uw lichamelijke geschiktheid grondig te onderzoeken. Die zal ook met u de punten overlopen die verder in deze tekst worden uitgelegd, en u de gelegenheid geven hierover extra vragen te stellen.

Zoals u zeker weet, gebeurt transplantatie meestal met een nier van een pas overleden donor. Maar ook transplantatie met een nier van een levende donor is geen nieuwe techniek en gebeurde voor het eerst in 1954. Maar vooral in de loop van de laatste 20 jaar wordt het in de wereld steeds meer gedaan. Tussen verschillende landen zijn evenwel grote verschillen in het aantal transplantaties die op deze wijze gebeuren. Zo worden in de USA nu meer dan 30% en in de Scandinavische landen ongeveer 40% van de niertransplantaties verricht met een nier van een levende donor, terwijl dat aantal minder dan 5% is in andere landen, waaronder België, waar het aanbod van nieren van overledenen nog relatief groot is. Transplantatie bij kinderen wordt in ons land in ongeveer 20% van de gevallen gedaan met een nier van een levende donor (vooral van één van de ouders).

Transplantatie met een nier van een levende donor kan voor de ontvanger zeker een aantal voordelen hebben ten opzichte van transplantatie met een nier van een overledene. Aangezien men bij voorbaat de toestand van de levende donor rustig kan onderzoeken en de transplantatie op een goed gekozen moment kan uitvoeren, heeft men een garantie dat de toestand van de nier goed is, en dat er een zeer grote kans is dat ze onmiddellijk na transplantatie goed zal functioneren. Vele statistieken wijzen trouwens op uitstekende resultaten van transplantatie met de nier van een levende donor. Een ander belangrijk voordeel voor de kandidaat-ontvanger bestaat er in dat, éénmaal de beslissing tot afstaan van een nier definitief gevallen is, hij niet lang meer moet wachten op de transplantatie, terwijl wachten op een nier van een overledene in sommige gevallen verschillende jaren kan duren.

Het afstaan van een nier voor transplantatie houdt enkele risico's in die verder besproken worden. In het bijzonder worden in dit verband volgende punten besproken:

1 de voorwaarden waaraan u moet voldoen om als kandidaat donor te kunnen worden aanvaard en de onderzoeken die nodig zijn om uit te maken of u inderdaad aan deze voorwaarden voldoet,
2 mogelijke onmiddellijke risico's verbonden aan de chirurgische ingreep voor de verwijdering van de donornier,
3 de mogelijke problemen die op lange termijn verbonden zouden kunnen zijn aan het voortleven met slechts één nier,
4 een aantal niet-medische problemen zoals de financiële en juridische aspecten, evenals aspecten in verband met eventuele levensverzekering

1 Voorwaarden waaraan u moet voldoen om aanvaard te worden als donor

Wij gaan ervan uit dat u de beslissing om zich kandidaat te stellen hebt genomen nadat u daarover enige tijd hebt nagedacht, en dat u deze beslissing volledig zelfstandig hebt genomen, zonder dat u enige druk hebt ondervonden vanwege mensen uit uw omgeving. In sommige gevallen kunnen deze punten zeer delicaat zijn. Om deze reden heeft de commissie voor medische ethiek van dit ziekenhuis beslist dat elke kandidaat-donor de gelegenheid moet hebben over deze beslissing rustig na te denken. Daarom werd aan een ervaren geneesheer-psychiater van dit ziekenhuis de opdracht gegeven hierover gesprekken met u te voeren. Een afspraak met hem wordt door ons geregeld. In de bijlage vindt u zijn naam en het telefoonnummer van zijn secretariaat waar u, indien nodig, deze afspraak kunt laten wijzigen.

Het is ook vanzelfsprekend dat, voor zover dit ook maar enigszins mogelijk is, met zekerheid moet worden uitgemaakt dat u in goede gezondheid verkeert en fysisch geschikt bent om een nier te kunnen afstaan. Hiervoor moet u onderzocht worden door een daartoe aangesteld internist en moet u ook een aantal aanvullende onderzoeken ondergaan. Een afspraak met deze internist wordt u gegeven nadat wij een gunstig advies vanwege de psychiater hebben gekregen. Deze internist zal dan zelf de nodige afspraken maken voor de aanvullende onderzoeken. De bedoeling van deze onderzoeken is dubbel: ten eerste nagaan of u toch niet zou lijden aan een of andere aandoening waarvan u en wij tot nu toe geen weet hebben; ten tweede nakijken welke nier het best zou kunnen worden afgestaan én of het wegnemen van deze nier en het inplanten ervan bij de ontvanger bijzondere technische problemen zou kunnen stellen. Een gedetailleerde lijst van onderzoeken die moeten gebeuren, vindt u in de bijlage. De naam van de internist en het telefoonnummer van zijn secretariaat vindt u eveneens in de bijlage. Van hem kunt u ook meer uitleg over deze onderzoeken krijgen.

2 Mogelijke onmiddellijke risico's verbonden aan de chirurgische ingreep voor de verwijdering van de donornier

Aan het wegnemen van een nier voor transplantatie zijn risico's verbonden. Doordat deze ingreep al dikwijls is uitgevoerd, is het mogelijk een idee te hebben over de kans waarmee zich tijdens of in de eerste dagen na de ingreep complicaties kunnen voordoen. Hoewel enkele dodelijke accidenten tijdens de operatie of in het post-operatieve verloop zijn voorgekomen, is de kans dat zoiets gebeurt, zeer gering. Uit een overzicht dat gepubliceerd werd in 1994, bleek dat van 60 000 mensen die een nier hebben afgestaan voor transplantatie, er minder dan 1 op 2 000 overleden zijn tijdens de operatie of in de periode na de operatie.
De kans op ernstige, maar niet dodelijke complicaties die ook slechts zelden blijvende gevolgen hebben (bv. ernstige infecties,

ernstige cardiovasculaire complicaties of longembolen), is volgens de huidige ervaring minder dan 2%. Weinig belangrijke complicaties (bv. infectie van de blaas of de lagere urinewegen, wondinfecties, longatelectase, pneumothorax of flebitis) werden gerapporteerd bij minder dan 25% van de donoren.

De kans op complicaties kunt u evenwel verminderen door zich op de operatie voor te bereiden. Zo kan het nuttig zijn vooral te vermageren indien uw gewicht meer is dan ideaal. Te vermelden is dat een zeer belangrijk overgewicht een relatieve contra-indicatie kan zijn voor het afstaan van een nier. Het kan verder ook nuttig zijn uw fysische conditie vooraf te verbeteren door regelmatig fysische inspanningen te verrichten (bv. lange wandelingen, fietsen, turnen), en te stoppen met roken.

3 Mogelijke problemen die op lange termijn verbonden zijn aan het voortleven met slechts een nier

Men heeft zich terecht de vraag gesteld of personen die een nier hebben afgestaan een groter gezondheidsrisico lopen. In het bijzonder kunnen we ons de vraag stellen of er een groter risico is voor hoge bloeddruk en aantasting van de overblijvende nier. Aangezien transplantatie met de nier van een levende donor sedert zowat 20 jaar dikwijls is uitgevoerd, bestaan er nu heel wat gegevens hierover, zodat tenminste voor een periode van 20 jaar na afstaan van een nier een duidelijk antwoord gegeven kan worden. In de weken die volgen op de wegneming van de ene nier, neemt de functie van de andere nier toe, zodat na korte tijd de zuiverende werking daarvan zowat 3/4 bedraagt van die van twee normale nieren. Dat is meer dan nodig om normaal te kunnen leven. Met ouder worden neemt de functie van deze nier niet sneller af dan dat voor personen met twee nieren het geval is. Wel kan de gemiddelde bloeddruk wat stijgen (zonder dat men kan spreken van hypertensie) en kan soms een geringe hoeveelheid eiwit in de urine verschijnen. Sommige personen hebben ook wat blijvende last of pijn aan het litteken van de operatie. Verder kan natuurlijk niet met zekerheid worden uitgesloten dat in uw later leven uw enige nier door een ziekte, een ongeval of een gezwel kan worden aangetast.

Het blijkt evenwel dat personen die een nier hebben afgestaan geen merkbaar groter gezondheidsrisico lopen dan personen van dezelfde leeftijd met twee nieren. Deze gunstige gegevens mag men voorlopig echter niet met zekerheid uitbreiden voor perioden langer dan 20 jaar na afstaan van een nier. Dat het risico voor problemen op langere termijn erg gering is, blijkt ook uit het feit dat de Amerikaanse verzekeringsmaatschappijen aan personen die een nier hebben afgestaan geen verhoging van premies voor levensverzekeringen vragen.

Uiteraard trachten we de kans op complicaties op langere termijn zoveel mogelijk te vermijden. Zo kan het gebeuren dat we de kandidatuur van een bloedverwant, zelfs al is die gezond, weigeren, indien blijkt dat de nierziekte van de kandidaat-ontvanger familiaal voorkomt of kan voorkomen. Immers, als de kandidaat-ontvanger een familiale nierziekte heeft, is het goed mogelijk dat ook bij een kandidaat-donor, als dat een bloedverwant is, later dezelfde ziekte nog zou kunnen optreden. Ook andere familiale ziekten kunnen soms een belemmering vormen. Indien u weet of vermoedt dat eenzelfde ziekte bij verscheidene leden van uw familie voorkomt, dient u ons hiervan op de hoogte te brengen.

Hoewel tot nu toe niet duidelijk gebleken is dat bepaalde eetgewoonten bij personen met slechts één nier een bijzonder nadelige invloed zouden kunnen hebben, lijkt het op grond van huidige inzichten toch aan te bevelen bepaalde regels zoveel mogelijk te volgen. Zo is het verstandig de globale inname van calorieën in die mate te beperken dat overgewicht vermeden wordt. Ook lijkt het beter een matige beperking van zout, vet en dierlijke eiwitten te onderhouden. Verder menen we dat het nuttig is, na het afstaan van een nier, de evolutie van uw gezondheidstoestand op regelmatige tijdstippen (bv. om het jaar) te laten controleren.

4 Sociale en financiële problemen

De kostprijs van de onderzoeken die moeten worden uitgevoerd om uw geschiktheid als kandidaat-donor te onderzoeken, worden zoals normale onderzoeken wegens ziekte aan uw ziekenfonds aangerekend. Wij kunnen niet uitsluiten dat een klein gedeelte aan remgeld aan u wordt doorgerekend. De kosten van de ingreep zelf, van de ziekenhuisopname en van de medicatie die eraan verbonden zijn, worden aangerekend aan het ziekenfonds van de receptor. Voor beide eventualiteiten vraagt het ziekenhuis echter geen supplement voor private verzorging. Na de ingreep hebt u normaal recht op ziekteverlof voor een periode van maximum drie maanden.
Levensverzekeringsmaatschappijen in de Verenigde Staten van Amerika rekenen geen hogere premies aan voor personen die een nier hebben afgestaan. Ook hier zijn in verband met het afsluiten van een levensverzekering na de wegneming van een nier waarschijnlijk geen speciale problemen te verwachten. Wij kunnen u hierover echter geen enkele zekerheid geven.

Opmerkingen

Nadat u door de geneesheer-internist, die daartoe aangeduid werd, onderzocht bent, dient u een document te ondertekenen waardoor u bevestigt dat u vrijwillig een nier afstaat aan de met naam genoemde kandidaat-receptor. In dat document bevestigt u ook dat u inlichtingen hebt gekregen over de onderzoeken die nodig zijn om als kandidaat-donor aanvaard te kunnen worden en over de risico's die hieraan verbonden zijn én dat u kennis hebt genomen van de risico's en problemen die op korte termijn en op lange termijn verbonden kunnen zijn aan het wegnemen van een nier. Het spreekt vanzelf dat u over uw besluit een nier af te staan ook overlegd hebt met uw eventuele partner. Indien u gehuwd bent, dient ook uw huwelijkspartner zich schriftelijk akkoord te verklaren met uw beslissing. Ten slotte, indien u als donor tussen 18 en 21 jaar oud bent, moeten ook uw ouders (of eventuele voogd) zich schriftelijk akkoord verklaren.

Bijlage 1:
Vragenlijst over de gezondheidstoestand van kandidaat-donoren

Naam en voornaam:
Adres:

Telefoon:
Geboren:
Bloedgroep:
Naam van de kandidaat-ontvanger:
Verwantschap met de kandidaat-ontvanger:

Hebt u ooit geleden, of lijdt u aan een van volgende aandoeningen?
(omcirkel juiste antwoord)

Hartziekte	Ja	Neen
Aderverkalking	Ja	Neen
Hoge bloeddruk	Ja	Neen
Longziekte	Ja	Neen
Hersenaandoening	Ja	Neen
Zenuwaandoening	Ja	Neen
Geelzucht	Ja	Neen
Leverziekte	Ja	Neen
Acuut reuma	Ja	Neen
Chronisch reuma	Ja	Neen
Jicht	Ja	Neen
Suikerziekte	Ja	Neen
Bloedklonters	Ja	Neen
Aids	Ja	Neen
Nierziekte	Ja	Neen
Nierstenen	Ja	Neen
Nierinfectie	Ja	Neen
Blaasinfectie	Ja	Neen
Eiwit in urine	Ja	Neen
Bloed in urine	Ja	Neen
Gezwollen voeten	Ja	Neen
Bloedarmoede	Ja	Neen
Bloedziekte	Ja	Neen
Kanker	Ja	Neen
Andere gezwellen	Ja	Neen
Allergie	Ja	Neen
Tuberculose	Ja	Neen

Rookt u?	Ja	Neen
Zo ja, hoeveel?	....	

Drinkt u regelmatig alcoholhoudende dranken?	Ja	Neen
Zo ja, hoeveel?	....	

Hebt u de laatste jaren medicamenten ingenomen?	Ja	Neen
Zo ja, welke?	....	
Zo ja, om welke reden?	....	

Werd u ooit onderzocht, opgenomen of geopereerd in dit ziekenhuis?	Ja	Neen
Bent u ooit onderzocht, opgenomen of geopereerd in andere ziekenhuizen?	Ja	Neen
Zo ja, voor welke aandoening?	....	

Hebt u ooit bloedtransfusies gehad?	Ja	Neen
Zo ja, om welke reden?	....	

Bijlage 2:
uit te voeren onderzoeken bij een kandidaat-donor van een nier

- Gesprek met de psychiater
- Gesprek en volledig klinisch onderzoek (ook PPA bij mannen) door een internist
- Bloed- (serum-) onderzoeken:

Bloedsedimentatie, CPR, RBC, HGB, hematocriet, MCH, MCHC, MCV, WBC, WBC-formule, bloedplaatjes, PT, aPTT, ijzer, transferrine, ferritine, ureum, creatinine, urinezuur, Na+, K+, Cl-, TCO2, calcium, calcium, fosfaat, alk.fosfatase, bilirubine, SGOT, SGPT, gammaGT, LDH, cholinesterase, electroforese, cholesterol (totaal, LDL, HDL), triglyceriden, glucose, HgbA1c, TSH, T4, T3RU, HbsAg, a/HBs, a/HC, CMV, EBVVCA, HIV, PSA (bij mannen >40j), zwangerschapstest (vrouwen voor menopauze), OGTT bij personen met diabetes in de familie

• onderzoeken waarvoor urine nodig is
urine 24 uur: creatinineklaring, proteinurie, glucose
verse urine: kweek, pH, densiteit, eiwit, glucose, sediment

• gespecialiseerde onderzoeken
oogfundus, EKG met fietsproef, RXthorax (f + p), ventilatoire longfunctie
echo abdomen
echo nieren (met afmetingen)
echo blaas (met aandacht VUJ, en met opname van mictie)
echocardiografie
gynaecologisch onderzoek en mammografie
echo-doppler van arteriën van de hals en perifere arteriën (bij donoren> 50j)
24-uur bloeddrukmeting bij occasionele bevindingen van hypertensie

• onderzoeken pas uit te voeren nadat alle vorige geen probleem voor donatie hebben opgeleverd
Arteriografie van aorta en arteriae renales
RX IV pyelografie
CT nieren alleen bij vermoeden van polycystose of bij bijzondere indicatie

Bijlage 3:
Schriftelijke toestemming tot het wegnemen van een nier bij een levende, gegeven in het Universitair Ziekenhuis Gasthuisberg te Leuven

Ik die onderteken ....
Geboren ....
Wonende te ....

Bevestig hiermee dat ik volledig uit vrije wil een nier wil afstaan aan de nierpatiënt Dhr./Mevr. ....
(naam van de kandidaat-receptor).

Ik bevestig hiermee ook dat ik alle informatie heb gekregen over de onderzoeken die hiervoor nodig zijn, over de risico's die hieraan verbonden zijn en over de onmiddellijke en laattijdige risico's die kunnen verbonden zijn aan het afstaan van een nier en aan het voortleven met één nier. ....
(Handgeschreven datum en handtekening)

Ik die onderteken Dhr./Mevr. ....
Echtgeno(o)t(e) van Dhr./Mevr. ....

Verklaar hierdoor dat ik akkoord ga met de beslissing van mijn echtgeno(o)t(e) een nier af te staan voor de nierpatiënt
Dhr./Mevr. ....
(naam van de kandidaat-ontvanger).

....
(Handgeschreven datum en handtekening)

Enkel voor de kandidaat-donor met een leeftijd tussen 18 en 21 jaar:
Naam, hoedanigheid en leeftijd van de persoon die toestemming dient te verlenen ....
(Handgeschreven datum en handtekening)

Naam en plaats van het ziekenhuis waar de toestemming wordt geleverd:

....

Advies inzake de aanvaarding van een levende kandidaat-leverdonor (2000) 5

Tijdens gesprekken tussen de arts en de kandidaat-donor is het duidelijk geworden dat de betrokkene zich kandidaat stelt om donor te zijn voor zijn ziek familielid. De kandidaat-donor heeft het document "inlichtingen voor kandidaat-leverdonor" gekregen (bijlage 1) en de arts heeft mondeling uitleg gegeven over de risico's verbonden aan het afstaan van een stuk lever. De arts heeft ook de punten die vervat zijn in dit document overlopen.

Een vragenlijst over de algemene gezondheid (bijlage 2) wordt door de kandidaat-donor ingevuld. De kandidaat-donor bevestigt dat hij of zij gezond is en in het verleden geen ziekte of ingrepen heeft doorgemaakt die een belemmering zouden vormen voor de wegneming van een deel van haar of zijn lever.

Indien de kandidaat-donor zijn kandidatuur handhaaft, doet de arts een eerste klinisch onderzoek en laat de volgende biologische en hepatologische onderzoeken uitvoeren: bloedgroep, kruisproef, algemene biologie en echo van de lever (bijlage 3).

Indien het resultaat van deze gegevens geen probleem oplevert, wordt de kandidaat-donor doorverwezen naar de sociaal werkster en naar de psychiater die aangesteld werd voor het bepalen van de beslissingsbekwaamheid van de kandidaat-donor en die de psychologische weerslag onderzoekt. De psychiater zal ook een gesprek hebben met de kandidaat receptor als dat een volwassene is.

Een internist die niet rechtstreeks verbonden is met het transplantatieteam, zal de fysische geschiktheid van de kandidaat-donor verder onderzoeken. Hij vult de anamnese eventueel aan. Hij geeft uitleg over de uit te voeren onderzoeken (bijlage 3). Hij vraagt de kandidaat-donor het document in bijlage 4 in het bijzijn van een getuige te ondertekenen. De kandidaat-donor bevestigt hiermee dat hij zijn beslissing uit vrije wil heeft genomen en de nodige informatie heeft gekregen over de geplande onderzoeken en over de risico's verbonden aan donatie van de lever. Ook de eventuele huwelijkspartner van de kandidaat-donor moet dan een document ondertekenen waarbij hij of zij verklaart akkoord te gaan met de beslissing van de partner. Als de donor tussen 18 en 21 jaar oud is, moeten ook de ouders zich schriftelijk akkoord verklaren. Het ondertekende document moet dan na de aanvaarding van de kandidatuur overhandigd worden aan de chirurg die verantwoordelijk is voor de wegname van de lever.

Als de evaluatie van de kandidaat-donor beëindigd is, overhandigt de internist zijn conclusie aan de geneesheer van de kandidaat-receptor en aan de transplantchirurg. Het resultaat wordt door de behandelende geneesheer van de kandidaat-receptor meegedeeld aan de kandidaat-donor en aan de kandidaat-receptor.

Het volledige dossier wordt overgemaakt aan de transplantchirurg. Hij onderzoekt het dossier, in het bijzonder de radiologische beelden van de lever en de technische haalbaarheid van een partiële hepatectomie. Hij ontvangt de kandidaat-donor op de raadpleging en vraagt of de kandidatuur nog wordt gehandhaafd. Indien dat zo is, doet hij een klinisch onderzoek, geeft uitleg over de ingreep en de aanvullende onderzoeken (o.a. arteriografie van de arteria hepatica).

Bijkomende hulp wordt ook geboden door de transplantcoördinator die heel dit gebeuren zal begeleiden.

Bijlage 1 Inlichtingen voor kandidaten voor leverdonatie

U hebt besloten zich kandidaat te stellen voor het afstaan van een deel van uw lever voor een familielid of u wilt informatie over levende leverdonatie om een beslissing te kunnen nemen. In medische termen noemen we u een kandidaat-donor en het zieke familielid kandidaat-receptor. U bent partner of bloedverwant (ouder, broer of zus) van de kandidaat receptor. Voor zover we tot nu toe weten, lijdt u niet aan een aandoening en heeft u geen medische problemen die het afstaan van een deel van uw lever kunnen belemmeren. Vooreerst moeten we weten dat er voldoende overeenstemming is tussen uw bloedgroep en die van de persoon aan wie u een deel van uw lever wilt afstaan.

In deze tekst willen we u informatie bezorgen over vragen die u zeker heeft i.v.m. het afstaan van een stuk lever. Meer uitleg zal u hierover ook nog krijgen van de internist die aangeduid werd om uw lichamelijke geschiktheid te onderzoeken, van de behandelend geneesheer van uw familielid, en van de transplantchirurg. Zij zullen met u de punten overlopen die verder in deze tekst worden uitgelegd en u de gelegenheid geven extra vragen te stellen.

Zoals u weet, gebeurt een levertransplantatie meestal met een lever van een donor die pas overleden is. Gezien er een toenemend tekort is aan organen, gebeuren er de laatste jaren meer en meer transplantaties met een deel van de lever dat wordt weggenomen bij een levende donor. Levende donortransplantatie gebeurde voor het eerst in de jaren '90 van ouders naar kinderen; meer recent wordt het ook uitgevoerd tussen volwassenen. De grootste ervaring bestaat in Kyoto, Japan, waar ongeveer 500 levende donor levertransplantaties doorgingen. In Kyoto werd er geen mortaliteit gerapporteerd. Veel Amerikaanse en Europese centra geconfronteerd met hetzelfde orgaantekort willen beginnen of zijn al van start gegaan met een levertransplantatieprogramma voor levende donoren.

In vergelijking met een levende nierdonatie is een linkse of een rechtse hepatectomie een delicatere ingreep dan een nierwegname aan één kant met een mortaliteit van 0-1 %. Het risico voor de donor op langere termijn is echter kleiner, gezien de lever in de donor opnieuw aangroeit binnen een aantal weken.

Aan welke voorwaarden moet u voldoen om aanvaard te worden als donor?

We gaan er van uit dat u deze beslissing om uw kandidatuur te stellen genomen heeft nadat u er enige tijd over nagedacht heeft en dat u deze beslissing volledig zelfstandig genomen heeft zonder dat u enige druk heeft ondervonden vanwege mensen uit uw omgeving. Om deze reden heeft de commissie voor medische ethiek van dit ziekenhuis beslist dat elke kandidaat-donor de gelegenheid moet hebben over deze beslissing rustig na te denken. Daarom werd aan een ervaren geneesheer-psychiater van dit ziekenhuis de opdracht gegeven hierover gesprekken met u te voeren. Een afspraak met hem wordt door ons geregeld. In bijlage 5 vindt u zijn naam en het telefoonnummer van zijn secretariaat waar u, indien nodig, deze afspraak kunt wijzigen. Het is ook vanzelfsprekend, voor zover dat ook maar enigzins mogelijk is, dat met zekerheid moet worden uitgemaakt dat u in goede gezondheid verkeert en fysisch geschikt bent om een stuk lever af te staan. Daarvoor moet u onderzocht worden door een daartoe aangesteld internist en moet u ook een aantal aanvullende onderzoeken ondergaan. Een afspraak met deze internist wordt u gegeven nadat u een gunstig advies van de psychiater heeft gekregen. Deze internist zal dan de nodige afspraken maken voor aanvullende onderzoeken. De bedoeling van deze onderzoeken is dubbel:

1 na te gaan of u toch niet zou lijden aan één of andere aandoening waarvan u en wij tot nu toe geen weet hebben;
2 nakijken hoe wij bij u het best een stuk lever kunnen wegnemen.

De gedetailleerde lijst van onderzoeken die moeten gebeuren, vindt u in bijlage 3. De naam van de internist en het telefoonnummer van zijn secretariaat vindt u eveneens in bijlage 5. Van hem kunt u meer uitleg krijgen over de onderzoeken.

Mogelijke onmiddellijke risico's verbonden aan de chirurgische ingreep voor de verwijdering van een stuk lever

Zoals aan elke ingreep is ook aan deze ingreep een risico verbonden. Hoewel er in het verleden enkele dodelijke accidenten zijn gerapporteerd, is de kans gering dat dit gebeurt. De kans op ernstige, maar niet dodelijke complicaties, bv. infecties, hart- en bloedvatcomplicaties of longembolen, is volgens de huidige ervaring klein en bedraagt minder dan 10 %, maar exacte gegevens zijn nog niet goed bekend.
Het risico op complicaties kunt u wel verminderen door zich op de operatie voor te bereiden (3 maanden stoppen met roken, vermageren, kinesitherapie).

Mogelijke problemen die op lange termijn verbonden kunnen zijn aan het voortleven met een lever waar een stuk van weggenomen is

Zoals hierboven al werd vermeld is het voordeel van een hepatectomie dat het orgaan weer aangroeit binnen een aantal weken na de operatie en u geen verlies heeft aan leverweefsel. Na een rechtse hepatectomie kunt u geel worden gedurende één à twee weken, maar dat zal verdwijnen nadat de lever weer aangegroeid is. Na een linkse hepatectomie is dat in het algemeen niet het geval. De keuze tussen een rechtse en een linkse hepatectomie is afhankelijk van het gewicht van de ontvanger. In het algemeen, als de ontvanger een kind is, zal een linker leverlob voldoende zijn. Als de ontvanger een volwassene is, zal een rechterlob nodig zijn. De operatie laat een litteken na en sommige personen hebben wat last van pijn aan het litteken van de operatie. Men kan niet met 100% zekerheid uitsluiten dat u in uw latere leven niet enig probleem zou krijgen aan de lever die met het afstaan van een stuk te maken heeft.

Sociale en financiële problemen

De kostprijs van de onderzoeken die moeten worden uitgevoerd om uw geschiktheid als kandidaat donor te bepalen, worden door uw ziekenfonds vergoed. We kunnen niet uitsluiten dat een klein gedeelte als zogenaamd remgeld aan u wordt doorgerekend. De kosten van de ingreep zelf, van de ziekenhuisopname en de medicatie die hiervoor nodig zijn, worden aangerekend aan het ziekenfonds van de receptor. We kunnen niet uitsluiten dat een klein gedeelte ervan aan de receptor wordt aangerekend.

Na de ingreep heeft u recht op een ziekteverlof van maximum drie maanden.

P.S.:

1 Nadat u door een geneesheer-internist, die daartoe aangeduid werd, onderzocht bent, moet u een document ondertekenen waardoor u bevestigt dat u vrijwillig een stuk lever afstaat aan de met naam genoemde kandidaat-receptor. In dit document bevestigt u ook dat u inlichtingen heeft gekregen i.v.m. de onderzoeken die nodig zijn om als kandidaat-donor aanvaard te worden en over de risico's die hieraan verbonden zijn en dat u kennis heeft genomen van de risico's die op korte en op lange termijn kunnen verbonden zijn aan het wegnemen van een stuk lever. Het spreekt vanzelf dat ook na het ondertekenen hiervan u nog altijd op uw besluit kan terugkomen. Het ondertekenen van dit document dient, om wettelijk te zijn, te gebeuren in het bijzijn van een getuige die het zelf ook ondertekent. Het spreekt vanzelf dat u over uw besluit ook overleg pleegt met uw eventuele partner. Indien u gehuwd bent, dient ook uw huwelijkspartner zich schriftelijk akkoord te verklaren met uw beslissing. Ten slotte, indien u tussen 18 en 21 jaar oud bent, moeten ook uw ouders of eventuele voogd zich schriftelijk akkoord verklaren.

2 De informatie die hier vermeld staat, is gebaseerd op de gegevens die beschikbaar zijn begin 2000. Het transplantatieteam zal u op de hoogte houden indien meer gegevens beschikbaar worden.

Bijlage 2

Vragenlijst over de gezondheidstoestand van de kandidaat-donoren

Naam en voornaam: .... Geboortedatum: ....
Adres: .... Bloedgroep: ....
Telefoon: thuis: .... werk: ....
Naam van kandidaat-ontvanger: ....
Verwantschap met kandidaat-ontvanger: ....

Hebt u ooit geleden, of lijdt u nog aan één van volgende aandoeningen?

hartziekte:	ja / neen	nierziekte:	ja / neen
aderverkalking:	ja / neen	nierstenen:	ja / neen
hoge bloeddruk:	ja / neen	nierinfectie:	ja / neen
longziekte:	ja / neen	blaasinfectie:	ja / neen
hersenaandoening:	ja / neen	eiwit in urine:	ja / neen
zenuwaandoening:	ja / neen	bloed in urine:	ja / neen
geelzucht:	ja / neen	gezwollen voeten:	ja / neen
leverziekte:	ja / neen	bloedarmoede:	ja / neen
acuut rheuma:	ja / neen	bloedziekte:	ja / neen
chronisch rheuma:	ja / neen	kanker:	ja / neen
jicht:	ja / neen	andere gezwellen:	ja / neen
suikerziekte:	ja / neen	allergie:	ja / neen
bloedklonters:	ja / neen	tuberculose:	ja / neen
aids:	ja / neen	*(schrap wat niet past - onderstreep wat wel past)*	

Rookt u?	ja / neen
Zo ja, hoeveel?	
Drinkt u regelmatig alcoholhoudende dranken?	ja / neen
Zo ja, hoeveel?	
Gebruikt u "drugs"?	ja / neen
Hebt u de laatste jaren medicamenten ingenomen?	ja / neen
Zo ja, welke en om weke reden?	
Neemt u anticonceptiva?	ja / neen
Zo ja, welke en sinds wanneer?	
Bent u ooit onderzocht, opgenomen of geopereerd in dit ziekenhuis?	ja / neen
Bent u ooit onderzocht, opgenomen of geopereerd in andere ziekenhuizen?	ja / neen
Zo ja, voor welke aandoening?	
Hebt u ooit bloedtransfusies gehad?	ja / neen
Zo ja, om welke reden?	

Bijlage 3
Uit te voeren onderzoeken bij de kandidaat-donor van een lever

- **Eerste biologische en radiologische screening**
  Bloedgroep, kruisproef, algemene biologie, echo lever
- **Gesprek met sociaal werkster en psychiater**
- **Gesprek en volledig klinisch onderzoek (ook PPA bij mannen) door onafhankelijk internist**
- **Gedetailleerde bloed- (serum-) onderzoeken**
  bloedsedimentatie, CRP, RBC, HGB, hematocriet, MCh, MCHC, MCV, WBC, WBC-formule, bloedplaatjes, PT, aPTT, ijzer, transferrine, ferritine, ureum, creatinine, urinezuur, Na+, K+, Cl-, TCO2, calcium, fosfaat alk. fosfatase, bilirubine, SGOT, SGPT, gamma GT, LDH, cholinesterase, electroforese, cholesterol (totaal, LDL, HDL), triglyceriden, glucose, HgbA1c TSH, T4, T3RU HBsAg, a/HBs, a/HBc, a/HC, CMV, EBVVCA, HIV PSA (bij mannen > 40 j), zwangerschapstest (vrouwen voor menopauze)
- **Onderzoeken waarvoor urine nodig is**
  urine 24 uur: creatinineklaring, proteinurie, glucose
  verse urine: kweek, pH, densiteit, eiwit, glucose, sediment
- **Gespecialiseerde onderzoeken**
  oogfundus, EKG met fietsproef, RX-thorax (f + p), longfunctie echocardiografie
  gynaecologisch onderzoek en mammografie
  echo-doppler van arteriën van de hals en perifere arteriën (bij donoren > 50 j)
  24 u bloeddrukmeting bij occasionele bevinding van hypertensie
- **Gespecialiseerde onderzoeken van de lever**
  echo lever met gedetailleerd onderzoek van de anatomie van vena porta, arteria hepatica en sushepatische vene; steatosis?
  lever KST- en/of CT-scan met gedetailleerde anatomie van vena porta, arteria hepatica en sushepatische vene en om steatosis uit te sluiten
  KST cholangio met gedetailleerde anatomie van ductus hepaticus
- **Onderzoeken pas uit te voeren nadat alle vorige geen probleem voor donatie hebben opgeleverd**
  arteriografie arteria hepatica plus veneuze fase (gedetailleerde anatomie van arteria hepatica en vena porta)

Bijlage 4
Schriftelijke toestemming tot het wegnemen van een stuk lever bij een levende, gegeven in het Universitair Ziekenhuis Gasthuisberg te Leuven

---

Ik die onderteken .... geboren op ....

en wonende te ....

bevestig hiermee dat ik volledig uit vrije wil een stuk lever wil afstaan aan de leverpatiënt

.... *(naam kandidaat-receptor)*

Ik bevestig hiermee ook dat ik alle informatie heb gekregen over de onderzoeken die hiertoe nodig zijn, over de risico's die hieraan verbonden zijn en over de onmiddellijke en laattijdige risico's die kunnen verbonden zijn aan het afstaan van een stuk lever.

.... *(Handgeschreven datum en handtekening)*

Ik die onderteken Dhr./Mevr. ....

echtgeno(ot(e) van Dhr./Mevr. ....

verklaar hierbij akkoord te gaan met de beslissing van mijn echtgeno(o)t(e) om een stuk lever af te staan voor een leverpatiënt Dhr./Mevr.:

.... *(naam van de kandidaat-ontvanger)*

.... *(Handgeschreven datum en handtekening)*

Naam van de getuige: ....

Leeftijd van de meerderjarige getuige: ....

.... *(Handgeschreven datum en handtekening)*

Enkel voor kandidaat-donor met leeftijd tussen 18 en 21 jaar

Naam, hoedanigheid en leeftijd van de persoon

die toestemming dient te verlenen: ....

.... *(Handgeschreven datum en handtekening)*

Naam en plaats van het ziekenhuis waar

de toestemming wordt geleverd: ....

Bijlage 5

- Psychiater:
- Sociaal werkster:
- Pediater of internist hepatoloog:
- Onafhankelijk internist:
- Chirurg:
- Transplantcoördinator:

DEEL V

ENKELE BIJZONDERE ADVIEZEN

ADVIEZEN VAN DE
COMMISSIE VOOR MEDISCHE ETHIEK
INZAKE VERSCHILLENDE SPECIFIEKE ETHISCHE PROBLEMEN
IN DE MEDISCHE PRAKTIJK

ENKELE BIJZONDERE ADVIEZEN

Inleiding

De commissie voor medische ethiek wordt soms gevraagd een ethisch advies te verstrekken omtrent zeer specifieke problemen: hieronder volgen enkele voorbeelden omtrent transseksuele operaties, Jehova-getuigen, screening op HIV-seropositiviteit.

Deze adviezen zijn vaak heel concreet en sterk gericht op de dagelijkse gang van zaken in ziekenhuizen.

Beschouwingen over het operatief behandelen van transseksuele patiënten (1987) 1

De commissie aanvaardt het zeldzaam voorkomen van echte genderdysforie (kerndysforie): zij aanvaardt dat deze aandoening aanleiding kan geven tot zeer ernstige psychische spanningen en zelfs tot zelfdoding; zij neemt aan dat bij kerndysforie psychologische begeleiding alleen ondoeltreffend is. Zij stelt vast dat een aantal rapporten een verbeterd functioneren vermelden na heelkundige geslachtsverandering, maar dat langdurige opvolging ontbreekt, mede omdat vele van deze personen zich verplicht voelen volledig met hun vroegere omgeving te breken. Mede door het ontbreken van gegevens op lange termijn moet deze ingrijpende symptomatische behandeling nog als experimenteel beschouwd worden. 1.1

De commissie aanvaardt dat een veel grotere groep personen lijdt aan een neurotische transseksuele perverse dysforie of aan een psychotisch zelfdestructief proces. De commissie stelt met verbijstering vast dat bepaalde artsen starten met hormonale behandeling, vooraleer een grondige psychologische evaluatie is doorgevoerd. Volgens experten dient een patiënt minimum twee 1.2

jaar psychologisch gevolgd te worden alvorens met grote zekerheid kan worden gesteld dat het om een kerndysforie gaat. Gezien de uiterste zeldzaamheid en de moeilijke diagnose, is de bevestiging van de diagnose door een tweede bevoegde arts meer dan wenselijk.

1.3 Bij het nemen van een therapeutische beslissing moet de arts eveneens rekening houden met de weerslag op de personen waarmee de patiënt samenleeft (eventuele partner, eventuele kinderen).

Om deze redenen wenst de commissie op dit ogenblik een streng restrictief advies uit te brengen. Zij moedigt de experten van de Faculteit aan in een geneeskundig tijdschrift de toestand aan te klagen waarbij zulke personen met hormonen worden behandeld zonder voorafgaande grondige psychologische evaluatie. Uiteraard heeft de commissie geen bezwaar tegen de chirurgische behandeling van het syndroom van Morris, noch tegen de behandeling van complicaties van elders doorgevoerde transseksuele ingrepen.

2 Opsporen van HIV-seropositiviteit

2.1 *Advies i.v.m. het opsporen van HIV-seropositiviteit (1987)*

Indien beslist wordt in een dienst van het ziekenhuis of in het gehele ziekenhuis aan HIV-screening te doen, dan kan dat enkel plaatsvinden met de toelating van de patiënt. In geval van kinderen moeten de ouders de toelating geven. De patiënt heeft het recht de test te weigeren, zonder dat dit de kwaliteit van zijn verzorging in het gedrang mag brengen.

HIV-seropositieve patiënten, ontdekt naar aanleiding van een eventuele screening, moeten verzekerd worden:

- van de confidentialiteit van de diagnose die enkel wordt meegedeeld aan de personen die instaan voor de onmiddellijke verzorging van de patiënt;
- van het feit dat de prognose van seropositiviteit nog onzeker is, en dat doemdenken uit den boze is;
- dat de seropositieve persoon een aantal hygiënische maatregelen moet toepassen, niet enkel in het belang van zijn naastbestaanden, maar ook uit eigenbelang;
- dat zij een normale toegang krijgen tot alle diagnostische en therapeutische procedures;
- dat medici en anderen ter beschikking blijven om hen te helpen het probleem van seropositiviteit op te vangen.

Advies i.v.m. de deontologische plichten van artsen, naar aanleiding van de angst voor HIV-besmetting bij verzorgers (1987) 2.2

Iedere arts heeft de deontologische plicht mee te werken aan de verzorging van alle patiënten die zich aan hem toevertrouwen. Binnen het algemeen referentiekader van de belangrijke en hoogmenselijke taak van de geneesheer om elke patiënt te helpen, dient aan de geneesheren (en aan de assistenten in het bijzonder) objectieve en duidelijke informatie te worden bezorgd.

Weigering tot medewerking kan in geen geval worden aanvaard en zal tot zware sancties, waaronder ontslag, aanleiding geven. Deze sancties worden van kracht vanaf het ogenblik van de verspreiding van dit advies. In de overeenkomst met de geneesheren-assistenten kan uitdrukkeiljk worden vermeld dat weigering tot het verzorgen van een patiënt niet zal worden getolereerd.

Vanwege hun juridisch statuut (niet verbonden aan het ziekenhuis) wordt het afgeraden stagiairs en co-assistenten te betrekken bij ingrepen op HIV-seropositieven.

De Universitaire Ziekenhuizen moeten zich solidair opstellen tegenover de seropositief geworden werknemers, inclusief de geneesheren-assistenten, en instaan voor de financiële gevolgen van seropositiviteit, ziekte en overlijden.

De commissie spreekt zich niet uit t.o.v. een systematische screening van alle patiënten die een bepaalde ingreep zullen ondergaan. Screening van risicogroepen is evenwel ten volle verantwoord.

2.3 *Advies i.v.m. het opsporen en informeren van HIV-seropositieve patiënten (1991)*

Aangezien een screening op HIV in het voordeel is van zowel de patiënt (een tijdig ingestelde behandeling verhoogt de levensduur) als van zijn naaste omgeving, heeft de commissie geen principiële bezwaren tegen een veralgemeende screening bij heelkundige patiënten. De patiënt moet wel in de mogelijkheid zijn om de HIV-test te weigeren.

De commissie wenst dat een duidelijke procedure wordt uitgewerkt aangaande de mededeling van een positief screeningresultaat. Hierbij raadt de commissie aan om – alvorens de patiënt in te lichten – eerst een HIV-deskundige (een daartoe aangesteld arts) te raadplegen. De mededeling zou trouwens ook het best gebeuren door de behandelende arts samen met de HIV-deskundige.

3 Advies inzake Getuigen van Jehova en bloedtransfusie (1994)

3.1 Probleemstelling

Geregeld krijgen geneesheren te maken met patiënten die een transfusie van bloed of derivaten weigeren. Jehova's getuigen weigeren het gebruik van bloed en derivaten en ze vragen geneesheren te willen zoeken naar alternatieven. Eventueel vereist dit het vinden van en contact opnemen met een andere geneesheer, in België of in het buitenland, die bereid zou zijn de patiënt te behandelen zonder gebruik van bloedtransfusies of derivaten. Jehova's getuigen zijn bereid de geneesheren in een brief te ontheffen van elke verantwoordelijkheid voor alle nadelige gevolgen die hiermee samenhangen. Hun standpunt is op de bijbel gebaseerd en gaat uit van een diep en vooral religieus geïnspireerd respect voor de heiligheid van het leven.

Geneesheren en andere hulpverleners hebben het niet gemakkelijk met het verzoek van Jehova's getuigen. Algemeen gaat men ervan uit dat men mag proberen om de patiënt die een bloedtransfusie weigert tot andere gedachten te brengen, maar de wens van de patiënt zal tenslotte de doorslag geven.

Een ander probleen betreft het behandelingscontract tussen de geneesheer en de patiënt. De patiënt is vrij in de keuze van zijn geneesheer. De geneesheer kan op zijn beurt besluiten iemand niet in behandeling te nemen en desgevallend door te verwijzen naar een collega.

Deze rechtlijnige handelwijze kan vrijwel altijd worden gevolgd, wanneer de patiënt handelingsbekwaam is, d.w.z. voldoende in staat om zijn wil te kennen te geven. Problemen doen zich echter voor wanneer de patiënt niet handelingsbekwaam is en desgevallend over een verklaring blijkt te beschikken dat hij Jehova's getuige is en bloedtransfusie weigert. Ook ontstaat een moeilijk situatie wanneer ouders een bloedtransfusie voor hun kind weigeren, hetgeen vrijwel uitsluitend bij Jehova's getuigen voorkomt.

Conflicten en incidenten met patiënten die een transfusie van bloed en derivaten weigeren, doen zich meestal voor wanneer er sprake is van een acute opname van de patiënt en wanneer men niet goed is voorbereid op de problemen die zich bij deze patiënten kunnen voordoen.

De commissie voor medische ethiek acht het derhalve nuttig een aantal duidelijke richtlijnen voorop te stellen inzake het handelen bij patiënten die een transfusie van bloed en derivaten weigeren.

3.2 *Ethisch Advies*

Alhoewel in sommige gevallen de weigering van een getuige van Jehova tot bloedtransfusie neerkomt op zelfdoding, moet het toch daarvan worden onderscheiden vanwege de godsdienstige motivering, die tot gevolg heeft dat er geen sprake is van een uitdrukkelijk doodsverlangen. Bij zelfdoding is er bovendien geen volstrekte zekerheid over de echte wil van de betrokkene.

De commissie ordent haar adviezen volgens de omstandigheden van de ingrepen. Met «ingrepen» wordt in onderhavig advies uitsluitend die handelingen bedoeld waarbij de noodzakelijkheid van een transfusie van bloed of derivaten zich opdringt.

3.2.1 Niet-spoedeisende ingrepen bij meerderjarige patiënten die handelingsbekwaam zijn

- De geneesheer dient de vrije en bewuste wilsuiting van een volwassene die volledig handelingsbekwaam is na te leven, zelfs wanneer dit tot de dood van de volwassene mocht leiden. De opvattingen binnen onze maatschappij omtrent de eerbiediging van de rechten van de mens verplichten de geneesheer tot deze houding.

- Essentieel is dat de geneesheer zelf in een persoonlijk gesprek alle nodige informatie verstrekt aan de patiënt over de aard van de interventie, de (eventuele) noodzakelijkheid van de transfusie en de (eventuele) gevolgen van het niet toedienen van bloed en/of derivaten.
- Wanneer de geneesheer er niet in slaagt de patiënt tot een ander inzicht te brengen, moet hij in eer en geweten oordelen of de interventie, na inachtneming van de wilsuiting van de patiënt, kan doorgaan. De geneesheer kan een niet-spoedeisende ingreep weigeren, indien hij van oordeel is dat hij wegens de voorwaarden hem opgelegd door de getuige van Jehova in suboptimale omstandigheden dient te werken. In beide gevallen is het aan te raden door de betrokkene een verklaring te laten ondertekenen, waarin wordt gezegd dat ondergetekende, na alle noodzakelijke informatie te hebben verkregen, elke transfusie van bloed en derivaten weigert.
- Vanzelfsprekend kan de patiënt op ieder ogenblik terugkomen op zijn verklaring.
- In geen geval dient de geneesheer een schriftelijke verklaring te ondertekenen dat hij zich zal houden aan de wens van de patiënt. Wel kan hij mondeling een belofte doen en daardoor moreel de verplichting op zich nemen zich hieraan te houden.
- De commissie acht het juridisch niet noodzakelijk dat de naaste familie zou verklaren zich neer te leggen bij de beslissing van de patiënt.

Spoedeisende ingrepen en/of ingrepen bij meerderjarige Jehova's getuigen, die niet handelingsbekwaam zijn 3.2.2

- Wanneer de meerderjarige patiënten niet in staat zijn hun wil te uiten, heeft de behandelende geneesheer wel de plicht tot informatie van de huwelijkspartner en de naaste bloedverwanten en desgevallend de wettelijke vertegenwoordiger, maar hoeft hij van hen niet de toelating te krijgen voor de door hem onontbeerlijk geachte ingreep.

- Slechts wanneer uit documenten die de zieke bij zich heeft, blijkt dat die zieke een transfusie van bloed(derivaten) weigert, moet die wilsuiting gerespecteerd worden.
- Wanneer de geneesheer na het gesprek met de huwelijkspartner en de naaste bloedverwanten de indruk heeft dat ze niet akkoord gaan met de geplande ingrepen, is het raadzaam dat de beslissing tot ingreep door drie geneesheren wordt genomen.

3.2.3 Ingrepen bij minderjarige leden van de Jehova's getuigen

- De geneesheer moet de wettelijke vertegenwoordiger(s) alle inlichtingen verstrekken omtrent de uit te voeren ingreep bij de minderjarige en de gevolgen van een niet-ingrijpen.
- In een niet-spoedeisend geval en wanneer de wettelijke vertegenwoordiger zich tegen de medische ingreep verzet, moet de geneesheer zich wenden tot de rechterlijke overheid (Parket van de Procureur des Konings).
- In een spoedeisend geval moet de geneesheer ingeval de wettelijke vertegenwoordiger van de minderjarige zich verzet tegen de ingreep, toch tot de ingreep overgaan.
- Ingeval de geneesheer vaststelt dat de minderjarige in staat is zijn wil te kennen te geven en deze minderjarige opteert voor een niet-ingrijpen, daar waar zijn wettelijke vertegenwoordiger aandringt op een medisch ingrijpen, dan primeert de wil van de wettelijke vertegenwoordiger. De commissie is van oordeel dat de wil van de ouders in deze conflictsituatie dient te primeren boven de wil van de minderjarige.

Criteria voor vaststellen van hersendood bij kinderen (2000) 4

Onmiddellijke hersendood staat gelijk met de klinische vaststelling van afwezigheid van de totale hersenfunctie mits de oorzaak bekend en onomkeerbaar is. Het vereiste klinisch onderzoek gebeurt onafhankelijk door 3 artsen-stafleden, zijnde de behandelende kinderarts, een kinderneuroloog en een arts die instaat voor reanimatie. Alleen de apneutest wordt door 1 arts verricht nl. de arts die instaat voor reanimatie. Geen van de 3 artsen mag deel uitmaken van het prelevatie- of transplantatieteam, noch betrokken zijn bij de behandeling van de receptor. Indien door één of meerdere van de 3 artsen geoordeeld wordt dat één of meerdere onderdelen van het klinisch onderzoek niet betrouwbaar kunnen worden uitgevoerd of geëvalueerd, is bijkomend technisch onderzoek aangewezen (hetzij EEG, hetzij somatosensoriële EP, hetzij hersen-bloedflowstudies). Het tijdstip van overlijden valt samen met het tijdstip van ondertekening van de derde (laatste) ondertekenaar.

In de volgende tekst worden behandeld:
1 Noodzakelijke voorwaarden tot het vaststellen van hersendood
2 Vereiste klinische parameters voor het vaststellen van hersendood

Voorwaarden 4.1

De diagnose van hersendood kan slechts gesteld worden indien alle omkeerbare oorzaken van hersenfunctie-depressie uitgesloten zijn:

1 De oorzaak van hersenbeschadiging bekend en onomkeerbaar is (bv. hersentrauma, hersenbloeding, hersentumor, hersenanoxie).
2 Geen vergiftiging of medicamenteuze intoxicatie aanwezig is

(vb. geen curare-effect, pentotal spiegel kleiner dan 1 mg., bloedspiegel van anti-epilectica beneden toxisch niveau, ...)

3 Er geen ernstige metabole stoornissen aanwezig zijn (elektrolieten, zuur-base, endocrien).

4 De rectale temperatuur tenminste 34° C is.

4.2 *Het vereiste klinisch onderzoek*

4.2.1 Samengaan van coma en apneu

Coma wordt hier gedefinieerd als afwezigheid van een cerebraal motorische respons in de ledematen op pijnprikkels. Spinale reflexen mogen wel aanwezig blijven.

De apneutest moet uitgevoerd worden door een arts die instaat voor reanimatie.

4.2.2 Afwezigheid van hersenstamfuncties

a Pupilreactie op licht is afwezig (midgroot of gedilateerd, in afwezigheid van mydriatica).

b Afwezigheid van oogbewegingen spontaan en als antwoord op oculocefale testing en/of oculovestibulaire testing.

c Afwezigheid van cornea-, slik-, hoest-, zuig- en rootingreflex alsook afwezigheid van spontane beweging van bulbaire musculatuur.

d Afwezigheid van spontane ademhalingsbewegingen.

4.2.3 Afwezigheid van spontane bewegingen met slappe musculaire tonus.

4.2.4 Het onderzoek moet consistent zijn met hersendood gedurende de hele periode van testing en observatie en de observatieperiode en testing zijn specifiek voor leeftijdsgroepen.

Observatie en testing afhankelijk van leeftijd 4.2.5

- Leeftijd van 7 dagen tot 2 maanden: 2 klinische onderzoeken en 2 EEG's gescheiden door 48 uur.
- Leeftijd van 2 maanden tot 1 jaar: 2 klinische onderzoeken en 2 EEG's gescheiden door 24 uur (uitzondering: herhaald onderzoek en EEG zijn niet noodzakelijk indien een radionucleotieden-hersenbloedflowstudie aantoont dat er een afwezigheid van cerebrale perfusie is).
- Leeftijd ouder dan 1 jaar: EEG- onderzoek is niet nodig indien een irreversibele oorzaak werd aangetoond. Een observatieperiode van 12 uur is wenselijk, behalve wanneer een bepaling van de irreversibiliteit van hersenbeschadiging moeilijk vast te stellen is, vooral na hypoxie-ischemische insulten. In dit geval is een observatieperiode van minstens 24 uur noodzakelijk (deze observatieperiode kan verkort worden door EEG of radio-isotopenonderzoek).